俊秀
青年书系

策划人　郝宁

周晗昱／著

小同大异

自闭症人士的
感官世界

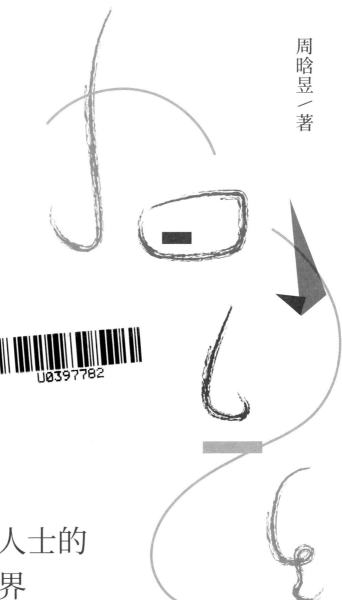

U0397782

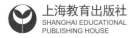
上海教育出版社
SHANGHAI EDUCATIONAL
PUBLISHING HOUSE

序

　　说起自闭症，大家的脑海里是否都立刻浮现出《海洋天堂》里大福的模样：不愿意和周围人交流，缺乏有效沟通的语言能力，还会有一些让人无法理解的古怪兴趣和行为？的确，在自闭症的研究和治疗领域，社交沟通能力的缺陷一直是关注的重点，甚至有研究者认为，自闭症的本质就是一类"社交障碍"。

　　不过，在与自闭症孩子相处的过程中，我观察到另一类突出的表现：他们对大千世界中纷繁复杂的感官刺激的感受和体验似乎与大多数人不相同。有的自闭症儿童对声音特别敏感，听到一点点不喜欢的声音就会吓得尖叫和逃跑；有的对某些光线和运动非常痴迷，常会久久地凝视；有的过分喜欢嗅闻或触摸某些物体；还有的对疼痛的感受非常迟钝、麻木，甚至完全丧失了身体内部感受，父母说自己的孩子像"丧失了皮肤的人"……于是，我开始思考：为什么自闭症孩子会出现这些异于常人的感觉反应，而每个孩子的行为模式又那么千差万别？感知觉症状和传统上更受关注的社交沟通障碍之间究竟有怎样的关系？我们该采取哪些个性化的干预和训练手段来改善自闭症人士的感觉体验，从而提高他们的生活质量？

带着这些疑问，我踏上求学和科研之路。读博士期间，我专注于研究自闭症人士的视听整合能力，现在我开始将视角转向与社会情感密切相关的触觉和嗅觉领域。感知觉方面的知识是我叩开心理学大门后遇到的第一道风景，它的奥秘吸引我继续坚定地走下去。一个人只有通过感官才能获得信息，进而认识世界，形成意识和思想。如果没有了视觉、听觉、触觉、嗅觉和味觉，贵为万物之灵的人类大脑也"难为无米之炊"。相信这一真理不仅适用于健康发育的正常人，也适用于自闭症群体。对自闭症人士异常感知觉功能的深入了解和探索，必将有助于揭开自闭症病因的神秘面纱，也能帮助他们获得更安全、舒适和幸福的生活。

作为一位关注自闭症的研究者，我是幸运的，因为我恰好赶上了自闭症感知觉研究的黄金年代。自 2013 年"异常的感知觉反应"作为自闭症的核心症状被正式纳入临床诊断标准以来，国内外相关研究的数量呈指数级增长。得益于此，我们对自闭症人士的感觉反应模式及其神经机制、相关的干预方法也有了越来越清晰的认识。

这本书总结和分析了自闭症人士感知觉信息处理的特

点和模式。在内容安排上，包括对自闭症谱系障碍的临床表现、病因和干预手段的概述，自闭症群体感知觉加工异常的特点及相关的理论解释。按视觉、听觉、触觉、嗅觉、味觉、身体内感觉等"六感"，依次详细介绍自闭症人士在各个感官通道上感知觉异常的具体表现、神经机制及对应的干预方法。考虑到倾听自闭症人士自己的声音的重要性，书中同时穿插了他们自述感官体验的第一手质性资料。除了单一感官信息的加工，最后部分关注自闭症人士的跨感觉整合能力，观察不同的感觉通道如何发生奇特的交会。

我希望借这本书得到同行的指点，也期望本书对与自闭症相关的医教工作人员、家长及广大读者能有所裨益。殷切地希望它能作为一个起点，引导读者走进自闭症人士不一样的感官世界，对"来自星星的孩子"多一些理解和关怀。期待下一次，当你看到一个自闭症儿童因为嘈杂人声而捂住耳朵大声惊叫时，你可以理解他的感受，会试着放低声音，放轻脚步。如果可以的话，请送给自闭症孩子及其父母一个包容的微笑。

周晗昱

2023 年 12 月

目录

第一章

了解自闭症谱系障碍

自闭症谱系障碍（autism spectrum disorder, ASD），或孤独症谱系障碍，是一类起病于婴幼儿期的神经发育性疾病，其核心症状包括社会交往缺陷，语言沟通能力缺陷，兴趣爱好狭窄和僵化、刻板、重复的行为，这些被称为"三联征"。本书将该类障碍统称为自闭症，因为"自闭症"这一名称相比"自闭症谱系障碍"在表述上更简洁。

自闭症具有较强的遗传和生物基础，2 岁时即可确诊，但由于症状表现的不典型性，人们对自闭症的认知和识别能力不足，以及医疗资源匮乏等原因，不少儿童和成人患者获得诊断的时间较晚，早期筛查和早期干预率低。自闭症人士如果不能在早期获得及时的治疗并康复，会影响终身的功能发展，损害身心健康，影响生活、学习和就业，也给家庭和社会带来沉重的负担。

自闭症的"前世今生"

1943 年，美国约翰斯·霍普金斯大学（Johns Hopkins University）的心理医生莱奥·坎纳（Leo Kanner）首次描述了婴儿自闭症（early infantile autism）及 11 个案例。例如，一个叫唐纳德·特里普利特（Donald Triplett）的 5 岁男孩表现出一些奇特的症状。

他似乎生活在自己独有的世界里，旁若无人。尽管他有惊人的语汇量，但他不能维持与人的正常对话。他很少与人讲话，常常把自己说成"你"，把对话人说成"我"……他迷恋旋转木棍、锅和其他圆的东西，对周围物体的位置记得很清楚。一旦位置变动和生活规律轻微改变，就会烦躁不安。他两岁半时记忆力就很好，能流利地背诵

《圣经》第 23 节及美国历届正副总统的名字，顺背、倒背字母表。

此后，人们对自闭症的认识和研究拉开了序幕。美国精神病学会的《精神障碍诊断与统计手册》（Diagnostic and Statistical Manual of Mental Disorders, DSM）第一版（1952）和第二版（1968）将婴儿自闭症收录为儿童精神分裂症的一种，直至 1980 年发布第三版，才将自闭症和精神分裂症区分开。2013 年发布第五版（DSM-5），提出"自闭症谱系障碍"的概念，扩展了典型自闭症的核心症状，使其包含更广泛意义上的自闭症群体，即典型自闭症、不典型自闭症、阿斯伯格综合征、自闭症疑似症状等群体。不典型自闭症在前述的社交、语言和重复刻板行为等三个核心症状方面不全具有缺陷，只具其一或其二。"自闭症谱系障碍"概念的提出，意味着自闭症不再区分亚型，而是被看作由低到高不同严重程度的连续谱系，并根据患者所需的支持多少，分为轻度、中度和重度三个等级。

自闭症在 30 年前尚属罕见病，患病率低于万分之十。近 20 年来，各国报道的患病率急剧上升，美国疾控中心报道的自闭症患病率，1975 年为 1/5 000，2000 年为 1/150，2010 年为 1/68，2020 年的调查数据显示，每 36 名 8 岁儿童中就有 1 名符合自闭症谱系障碍的诊断标准（2.8%）。21 世纪的头 20 年，自闭症患病率已升高近 4 倍。以 1%—2% 的患病率估计，全球约有 7 800 万自闭症患者。我国虽然尚未有全国范围内自闭症患病率的调查数据，但各地局域性调查得出较为认可的发病率也达到 1%，其中男性明显多于女性，男女比通常为 5∶1 至 4∶1。2019 年 4 月 2 日，在世界自闭症关注日，根据官方媒体报道，截至 2019 年，我国 12 岁以下的自闭症儿童约有 200 万人，自闭症总患病人数达 1 000 万人，且呈逐年递增的趋势。

作为发育行为障碍中危害极重的一种，自闭症已引起全世界的广泛关注。20 世纪 50 年代，人们曾误以为自闭症是缘于父母对孩子疏于照顾和管教，因而提出"冰箱妈妈"理论，这一理论在 70 年代遭到摒弃。科学家将重点转向大脑及神经发育方面的基础研究，试图从遗传学、生物化学、免疫代谢学、神经影像学等多种角度探明自闭症的病因。

世界各国政府和专业协会近年来纷纷发布自闭症的临床实践指南，我国政府和残疾人联合会也非常重视自闭症的诊疗和研究工作。国内各级妇幼保健机构及残疾人联合会普遍将婴幼儿自闭症的筛查、诊断和干预工作作为高危儿的重要干预内容之一。2006 年，我国将自闭症纳入精神残疾的范畴，自闭症患儿纳入抢救性康复工作对象，凡是确诊的患儿均可享受政府的康复治疗费用补贴。2010 年，我国卫生部办公厅正式颁布《儿童孤独症诊疗康复指南》。2017 年，中华医学会儿科学分会发育行为组的儿童孤独症诊断与防治技术和标准项目专家组发表《孤独症谱系障碍儿童早期识别筛查和早期干预专家共识》，紧接着又在 2019 年发布《孤独症谱系障碍患儿常见共患问题的识别与处理原则》。这些均为我国自闭症患儿的诊疗和康复工作提供了帮助。

尽管目前自闭症的发病机制仍不清楚，也尚无治疗核心症状的药物，但国际上达成的共识是，早期筛查、早期识别和早期干预，可以明显改善自闭症患儿的预后。年幼的大脑具有较强的可塑性，丰富和恰当的环境刺激可使有先天发育障碍的自闭症患儿的大脑重回正常轨道。通过早期的各种辅助干预训练技术，如行为矫正、特殊教育和针对性的药物治疗，辅以家庭成员的共同积极参与，有望取得良好的康复效果，帮助自闭症人士自食其力，融入现实社会。

千人千面：自闭症的症状表现

在第五版《精神障碍诊断与统计手册》中，自闭症的核心症状分为两大类：社会交往和社会沟通方面的缺陷；受限、重复的行为、兴趣或活动。相比上一版，研究者合并了社会交流障碍和语言沟通障碍这两类原本分开的症状群，并在第二大类症状中增加了"感觉功能的异常"，将其作为重复刻板行为的一种表现。感知觉加工异常自此成为研究者关心的热点话题。自闭症人士的视、听、嗅、味、触等多感官的体验与健康发育人群有何差别？他们的感知觉症状与其他核心临床表现之间存在怎样的关系？有没有可以改善自闭症人士感知觉症状的干预方式？这些问题也是本书关注的重点。

自闭症人士的表现不尽相同。有部分自闭症人士的智能和语言能力尚佳，接受良好的教育，从事专业工作，和正常人一样结婚生子。但更多的自闭症人士可能伴有严重的智力发育障碍，无功能性语言，除了亲人之外几乎没有社交圈，并且需要终身看护。常见的临床表现包括以下五点。

其一，缺乏社会交往能力。绝大多数自闭症人士缺乏社会交往能力。他们常常将自己封闭起来，很少分享自己的兴趣、情绪和情感，不会启动也难以对社交互动作出适当回应。只要有可能，他们倾向于不理会、忽略或阻隔外界的影响。自闭症儿童也常常不会玩想象性和角色扮演类游戏。也有部分自闭症人士渴望建立社交联系，却有着在别人看来怪异、笨拙的交往方式，他们表达友好的方式常常不被人接受。例如，一个 4 岁的自闭症男孩在表达自己的喜欢和热情时，会紧紧抱住其他小朋友不松手，把对方吓得哇哇大哭。不论是冷漠型还是怪异型，自闭症人士往往难以适应社交场景，对社交规则缺乏理解，存在明显的交友困难。而在非言语交流行为方面，他们常常回避眼神接触，或者眼神接触非常短暂，多半不会用点头、摇头以及做手势等动作表达自己的想法，与人交往时也缺少表情变化。

其二，语言沟通能力有缺陷。多数自闭症儿童的语言发育落后于同龄儿童，语言发育迟缓（2—3 岁仍不开口说话）是促使很多家长前往医院就诊的重要原因。交流障碍可表现为语言理解能力落后、语言表达困难、无意义或重复刻板言语、模仿言语（鹦鹉学舌）、构音困难、语调异常（缺乏情感色彩和节奏变化）等，严重者则无语言。还有 1/3 的患儿经历了 1—2 年正常语言发育后出现功能发育迟滞或退行。即使一些自闭症儿童有比较正常的语言，也可能缺乏与人的互动式交流。他们语言增多，滔滔不绝，但都是自我中心式谈话，可能反复诉说或纠缠于同一件事，讲话不分场合，答非所问，语法错误，分辨不清人称代词，难以理解幽默和隐喻等，使其他人难以理解和与其沟通。

其三，局限的兴趣和重复刻板行为。自闭症人士对社会信息缺乏兴趣，却很可能对某些非生命物体有特殊的依恋，如瓶子、盒子、硬币、绳等，必须随身携带，拿走便会哭闹、烦躁、焦虑不安。他们可能喜欢旋转、排列物品，喜欢反复按开关，要求重复地看电视中的某个广告或天气预报，对物体的非功能特征感兴趣。还有些自闭症人士坚持用同一种方式做事，日常生活规律或环境稍有改变，就会痛苦和不安。他们玩玩具必须按照同一图案摆放，每天坚持走相同的路线，只吃几种喜欢的食物或拒绝换其他衣服。部分自闭症儿童还存在刻板重复的躯体动作，如旋转身体，转圈走，重复蹦跳，把手放在眼前扇动或凝视，用脚尖走路，等等。传统上，人们认为重复刻板行为损害社交，干扰认知和学习，需要通过行为治疗来修正或消除。但来自高功能自闭症人士的自述指出，这些行为可能对他们有帮助。有些自闭症人士以重复行为为刺激物，使自己获得平静，并在这个过程中处理强烈的想法或感觉，管理外界信息的输入。还有些自闭症人士将其作为交流和发泄情绪的方式，如张开和向外的手掌可以表示积极的情绪，而靠近身体的手掌可以反映消极的情绪。这提醒我们，作为研究者和治疗师，要多一点对个体的理解和尊重，而不是"自以为是"地暴力剥夺自闭症人士控制自己身体的方式。

其四，感知觉加工能力异常。对感觉信息的异常反应在 DSM-5 中作为自闭症的核心症状，被纳入诊断标准。不同自闭症人士对感觉输入的反应和敏感度差异很大，既可以表现为过度敏感或反应迟钝，也可表现为过度寻求感官刺激。比如，有的自闭症儿童对声音敏感，听到一点不喜欢的声音就会捂住耳朵，吓得逃跑，同时要求反反复复地听喜欢的音乐；有的则对食物特别敏感，只能吃特定的几种食物，讨厌的食物只吃一点都会引发呕吐；还有的对物体的气味、质感等非主要特性特别感兴趣，喜欢反复地闻某些物品或摸其光滑的表面。这些感知觉症状会进一步影响自闭症人士的饮食、睡眠和社交等功能，越来越受到研究者的关注。

其五，其他表现及共患病。约一半自闭症儿童伴有智力障碍，部分自闭症人士认知发展不平衡，在音乐、机械记忆、数学运算能力等方面表现较好甚至超常。除了核心临床症状以外，不少自闭症儿童有自笑、情绪不稳定、冲动攻击、自伤等行为。作为神经发育性疾病，自闭症还和很多其他发育行为疾病共患，比如，41%—78% 的自闭症儿童患有注意缺陷多动障碍，70% 伴有喂养 / 饮食问题，50%—80% 存在睡眠障碍，11%—39% 伴有癫痫，还有胃肠道问题、焦虑障碍、抽动秽语综合征等（杨玉凤，杜亚松，2020）。这些共患病使得临床诊疗工作更加复杂。

虽然都被称为自闭症，但处于不同家庭和文化背景下的自闭症人士表现出极大的个体差异，可见下文中"'千人千面'的自闭症人士"的一些案例阐述。

自闭症的核心症状大多在婴幼儿期就出现了，儿童应尽可能在 2 岁前确诊并及早接受康复训练和干预。对于程度严重的自闭症儿童，3 岁后确诊再干预，效果就不太理想，可能伴随终身残障；对于程度中等的自闭症儿童，6 岁前的干预都会有不同程度的效果；而对于程度较轻的自闭症儿童，干预的机会或许可以延续到 12 岁左右。这些证据提醒我们，要尽量早期筛查、早期诊断并干预。中华医学会儿科学分会提出"五不"行为作为自闭症的早期行为标志，对父母开展科普宣传，以便做到早期发现。

表 1-1　自闭症儿童的"五不"行为及其含义

"五不"	具体含义
不（少）看	目光接触异常。缺乏或减少对有意义的社会刺激的视觉注视，尤其是对人的眼部的注视。
不（少）应	对父母的呼唤声充耳不闻，即叫名反应不敏感；与共同注意（即借助手指指向、眼神等，与他人共同关注二者以外的某一物体或事件的能力）相关的沟通能力下降。

续 表

"五不"	具体含义
不（少）指	缺乏恰当的肢体动作，无法就感兴趣的东西提出请求。如不会点头表示需要，摇头表示不要，缺少有目的的手势指向和比画等。
不（少）语	语言发育延迟。尽管语言发育延迟并非自闭症的必要条件，但对于语言发育迟缓的儿童，请务必考虑患自闭症的可能。
不当行为	不恰当的物品使用及相关的感知觉异常。

"千人千面"的自闭症人士

阿迪尔

阿迪尔，18 岁，患有严重的自闭症，几乎没有语言能力，伴有智力障碍和癫痫。他和家人生活在英国中部地区的一个小镇上。4 岁时，他被诊断患有自闭症，父母让他进入一所为特殊儿童特设的幼儿园，希望他最终能进入普通学校。在幼儿园里，阿迪尔接受了行为干预、语言治疗，参加了社交技能小组，还服用药物以控制癫痫发作。后来，他被给予抗精神病药物治疗，因为当他心烦意乱或激动时，行为可能会难以控制。

到 16 岁时，他的身高超过 180 厘米，体重达 125 公斤。阿迪尔的家人找不到既能满足需求又负担得起的医疗服务，母亲被迫辞去工作来照顾他。在情绪爆发期间，阿迪尔会出现一些自伤和攻击行为，给自己和照顾者都带来人身风险。他的父母目前正考虑将他送进福利安置机构，在那里他将得到持续的照顾，但这与最初在家照顾他的计划背道而驰。

弗朗克

弗朗克的父母是生活在美国中西部堪萨斯州一个小镇上的白人，也都是工人。他们和当地的儿科医生最初都没有观察到弗朗克有任何明显的自闭症迹象，他按时抵达了大部分发育里程碑。不过，他的父母说，弗朗克从小就是一个非常挑剔的婴儿，不喜欢被人抱着。

大约 18 个月大时，他与父母互动的频率开始降低，不再看他们的脸，也不再能说出新的词语。当时，他的父母刚刚生了另一个孩子，儿科医生将他的行为改变归因于家里的这种变化。弗朗克大部分时间都在绕圈走路，并按大小和颜色对玩具分类。他坚持只吃白色的食物，如果有人试着把新食物放在他的盘子里，他会开始咬自己的胳膊并捏他的照顾者。最终父母带他去医院评估，在 3 岁时被正式诊断为自闭症。

接下来的两年里，他每周在家接受 2—3 次早期干预服务。到 5 岁时，他已经取得足够的进步，可以在看护人员的监管下在普通幼儿园就读。在学校，他喜欢音乐，彬彬有礼，但大部分时间都是独自玩玩具。他非常迷恋荡秋千，在幼儿园里会反复要求看护者在后面推他，陪他荡秋千；放学后，他会不断让母亲带他去学校的操场，说在那里荡秋千的感觉很好。渐渐地，他开始有社会性的互动式微笑，老师和父母都对他的进步很满意。

弗朗克对危险知之甚少，会在家人不知情的情况下私自离开家。他的父母在所有大门和围栏上都安装了儿童安全锁，但随着年龄的增长，他越来越擅长攀爬和翻墙。在 7 岁时的某一天，弗朗克擅自离家，差点淹死在附近的池塘里，幸好被邻居救了出来。他的父母购买了一个随身佩戴的电子设备，还希望校方能确保下课时始终有个看护者与他在一起。

索菲亚

索菲亚与她的丈夫和儿子住在阿根廷。她拥有艺术博士学位，精通三门语言，阅读能力强，智商分数超过125。在读大学和研究生期间，她大部分时间都待在图书馆或家里阅读。在她被诊断患有自闭症之前，她认为自己的问题主要是焦虑不安、注意力不集中和使她疼痛的感官问题。她很难完成需要抽象思考的任务，却能够快速背诵不同艺术家的生平和代表作，以及不同时期绘画风格演变的趋势。获得博士学位后，她很难找到和保住工作，工作中需要与同事会面会使她极度焦虑。她已经连续三次被解雇，但自己一直不明白背后的原因。直到她30岁，她18个月大的儿子表现出明显的发育异常而去就诊时，她自己和孩子都被儿科医生诊断为自闭症。

索菲亚现在在家做兼职，担任艺术期刊的编辑。她的雇主允许她采用弹性工作制，且通过互联网与同事互动。

萨米尔

萨米尔是一个 10 岁的男孩，住在印度的农村。他的父母关系不好，父亲是他的主要照顾者。当萨米尔被安置在乡村学校时，老师们担心他总喜欢一个人待着，在学校里也经常神游，心不在焉。但他的父亲觉得随着年龄增长，孩子会自然变好。亲戚们也向他保证，男孩子经常说话很晚，没什么大问题。当萨米尔始终没有像别的孩子那样正常发育时，父亲带他去看了一位民间医生，医生开了一些营养补充剂，还在萨米尔的手腕上绑了符咒，但这些没什么效果。最后，在老师的建议下，萨米尔被带到当地的儿童发展中心，6 岁时被诊断为自闭症。

医生建议他接受言语治疗，但萨米尔参加两周训练后没有任何明显变化，因家贫而最终放弃。他的父亲与乡村学校商量，希望萨米尔能和同龄人一起上学，即使是只参与部分课程。他意识到自己的儿子可能无法完成学业，但他正在努力使萨米尔能生活自理，长大后能够帮助养牛。

多因素交融：自闭症的成因

尽管自闭症的发病机制仍不清楚，但目前的共识是，自闭症是遗传因素主导，环境因素与遗传因素相互作用、相互影响的结果。自闭症的成因非常复杂，涉及生物遗传因素、神经生化因素、大脑的结构和功能因素、风险环境因素、心理学因素等，很难在不同自闭症人士中确认一种共有的医学成因。

其一，生物遗传因素。遗传因素是自闭症发病的重要因素（杨玉凤，杜亚松，2020）。双生子研究显示，同卵双生子的自闭症同病率（60%）显著高于异卵双生子（5%），遗传度估计高达90%。自闭症有家族聚集的趋势，患儿兄弟姐妹的患病风险（2%—8%）远高于一般人群。而细胞和分子遗传学的研究发现，自闭症患儿存在染色体异常、拷贝数变异及单核苷酸变异等问题，不过目前候选基因的结果不一致、稳定重复性有限。与自闭症发病相关的遗传变化，有待进一步研究。

其二，神经生化因素。自闭症与氨基酸、5-羟色胺、催产素等多种神经递质功能的失调相关。其中，人类大脑中两类主要的氨基酸是谷氨酸与伽马氨基丁酸系统，前者为兴奋性神经递质，后者为抑制性神经递质。多项研究发现，自闭症人士的兴奋—抑制系统失衡，表现为伽马氨基丁酸的功能下调及谷氨酸的功能亢进，这可能解释为何自闭症患儿癫痫高发以及存在感知觉、学习能力等方面的缺陷（Robertson & Baron-Cohen, 2017）。5-羟色胺是一种单胺类神经递质，它在神经系统的发育以及胃肠道的健康方面均起着重要作用，被视为联系"脑—肠—微生物轴"的纽带。自闭症人士的5-羟色胺合成能力异常增强，存在5-羟色胺转运体基因的变异，这些异常改变与他们的社交障碍、重复刻板行为以及常见的胃肠道并发症状均密切相关（Israelyan & Margolis, 2018）。另外，催产素与自闭症的关系也是当前的热点话题。催产素是由垂体后叶释放的神经调质，能促进亲社会行为、共情、社会理解以及自我认知，催产素功能较低与较差的社会功能相关。有理论指出，自闭症人士体内的催产素水平低下是他们出现社交功能障碍的潜在原因（Yamasue & Domes, 2017）。目前使用催产素治疗自闭症、改善患者社会功能的研究尚未取得有效且一致的结果，仍在进行中。

其三，大脑的结构和功能因素。自闭症人士的脑发育轨迹异于常人，2—4 岁自闭症患儿的脑体积异常增大，6—8 岁时与健康发育儿童之间的差异消失，随后甚至有脑体积相对于健康同龄人逐渐缩小的趋势（Ecker et al., 2015）。神经元的增殖和迁移也存在一定异常，表现为儿童期皮层表面积增大，青少年期皮层厚度下降、皮层褶皱异常，等等。在不同的脑区，额叶和颞叶的受累情况最严重。其中，额颞区域和边缘系统（掌管社会情绪功能的核心脑区）与自闭症的社交障碍相关，而额叶—纹状体系统（负责运动的计划、执行和停止）的异常与自闭症的重复刻板行为相关。目前主流的研究取向是，与自闭症相关的脑基础并不局限于某些特定的区域，而是整体性大脑网络的层级架构出现问题，具体表现为自闭症人士的脑网络局部连接增强，却牺牲了远程的信息传递，不同脑区之间协调工作、实现高效信息交流的能力不足，进而导致社会功能受损。

其四，风险环境因素。很多研究发现，自闭症患儿在出生前、围产期、新生儿期的各类并发症的发生率高于健康儿童（Cattane et al., 2018）。母亲孕期的病毒感染、精神抑郁和压力、服药（如丙戊酸钠）、辐射和过敏等高危因素，会通过改变免疫系统、氧化应激反应、神经递质平衡、肠道菌群和 DNA 甲基化表观遗传等过程，增加后代罹患自闭症的风险。孕期营养状况不良，如缺乏叶酸、维生素 A、维生素 D 等，也与子代的自闭症样行为相关。围产期的不利因素包括分娩时窒息或缺氧、有产伤、低体重、早产等，这些均会影响神经系统的发育。在外部环境因素中，污染物暴露的传代影响与多种人类疾病相关，其中就包括自闭症等神经发育疾病。有害空气污染物，如重金属、挥发性有机物和颗粒物，均可能诱发基因变异，增加子代的患病风险。

其五，心理学因素。心理学家主要从社会认知能力和执行功能的缺陷这两个角度来解释自闭症的核心症状。社会认知能力指人觉察、理解和调节社会信息的能力。在社会互动过程中，我们需要理解他人的信念、愿望、情感、意图等心理状态，由此预测他人的行为，同时给予适当的协调和配合，这被称为心理理论能力。自闭症人士缺乏这种理解自己和他人的心理状态的能力，难以察言观色和理解话外音，也难以明白他人情绪背后的诱因，因此缺乏对他人的共情，无法对社会性刺激作出恰当的反应。在人际交往中，无论是动作、语言、心跳、呼吸还是大脑活动，都显得与互动者不合拍，导致明显的社交沟通障碍。执行功能的缺陷主要用来解释自闭症的重复刻板行为及一般认知能力的缺陷。执行功能指人们有意识地监督自我、灵活控制各种心理资源来达成目标的能力，涉及多种目标导向的行为，如计划、工作记忆、认知灵活性、抑制控制、问题解决等。自闭症人士各领域的执行功能均存在中等程度的缺损（综合效应量 0.60）（Demetriou et al., 2018），这与他们的刻板言语和动作、难以抑制不恰当的反应、缺少计划等临床特征相关。

各有侧重：自闭症的干预方法

自闭症的干预以教育干预为主，药物治疗为辅。因自闭症患儿存在多方面的发育障碍及情绪行为异常，需要根据患儿的具体情况，采用教育干预、行为矫正、药物治疗等相结合的综合干预措施。国际上正在使用的自闭症干预方法多达几十种，各种方法侧重不同，互有优势，并且不断有新的训练方法出现。

美国国家标准项目（National Standards Project, NSP）在2015年发布了对自闭症干预手段的新一轮评估和分析，将22岁以下自闭症儿童、青少年的干预方法划分成三大类。第一类包含14种方法，是经过深入研究并具备足够证据证明其有效性的成熟方法，包括关键反应训练、行为干预、认知行为干预、儿童综合行为疗法、语言训练（表达）、示范法、自然情境教学法、家长培训、同伴训练法、程序表、脚本法、自我管理法、社会技能训练、以故事为基础的干预。第二类包含18种方法，是有一个或两个研究显示有效，但仍需要进行更多高质量研究确认其介入程序效果的方法，包括扩大和替代性沟通、基于关系发展的疗法、运动法、暴露法、功能性沟通训练、基于模仿的干预、启动训练、语言训练（表达和理解）、按摩疗法、多元组合法、音乐疗法、图片交换沟通系统、还原法、手语教学、社交沟通干预、结构化教学干预、基于科技的干预、心智解读训练。第三类包含13种方法，是很少或没有研究显示介入程序对自闭症治疗有成效，需要更多研究来确认其疗效的方法。

目前大部分有效的干预和治疗方法都是从应用行为分析（applied behavior analysis, ABA）发展出来的。ABA采用行为主义的原理，首先评估患儿的行为和能力，制定目标行为；然后分解任务并逐步进行强化训练，儿童每完成一个分解任务都给予奖励（即正性强化，可以是食物、玩具、口头鼓励等），奖励会随着患儿的进步而逐渐隐退；同时，根据患儿的能力给予不同程度的提示和帮助，随着患儿熟练度的增强逐渐减少帮助，最终促进患儿的语言、社交、生活自理等各项能力的发展。

自然发展行为干预（naturalistic developmental behavioural interventions, NDBI）是行为分析和发展心理学流派交融的衍生产物，它是当下较受推崇的主流方法。NDBI在家庭、社区、幼儿园等自然情境中，针对自闭症儿童的社交沟通障碍、社交动机不足的核心缺陷进行特别的环境设计和安排，采用行为主义的理念引发儿童的社交兴趣，使儿童发起社交行为，从中获得快乐，慢慢喜欢上社会交往。

然而，任何一种干预方法是否适合我国的自闭症患儿，都需要进一步的临床实践去证明。2022年，美国加利福尼亚大学洛杉矶分校的凯瑟琳·洛德（Catherine Lord）教授等人在《柳叶刀》（The Lancet）上发表《关于自闭症未来的照护和临床研究》（The Lancet Commission on the Future of Care and Clinical Research in Autism）一文，文中提到，"虽然存在许多行之有效的自闭症干预措施和治疗方法，但对于提供哪些治疗和服务，何时提供，向谁提供，持续多久，预期效果如何，以及费用多少，我们了解得还不够"（Lord et al., 2022）。2020年，杨玉凤和杜亚松二位教授主编的《儿童孤独症谱系障碍康复训练指导》一书出版，书中系统而详实地介绍了近 30 种干预方法，大部分属于美国国家标准项目中的第一类和第二类方法，还结合我国的临床实践介绍了传统中医疗法和国内专家运用的一些训练手段，如视觉运动整合训练、心灵解读技能干预等。这些干预措施针对自闭症的不同症状和问题，采用各种心理教育和物理训练的方法来改善患儿的感知觉、语言、思维、情感和行为功能，培养其社交技能，提高社会适应能力。

关于自闭症的干预，还有一点需要强调的是治疗的终身性。很多自闭症人士已成年，世界首例自闭症确诊患者唐纳德·特里普利特于 2023 年 6 月在家中去世（享年 89 岁）的消息也受到全世界的关注。但当前的很多干预措施和政策福利都侧重于儿童、青少年阶段，成人自闭症人士如何更好地融入社会常常被忽视。凯瑟琳·洛德等人的报告中提出"个体化、阶梯式的护理模式"（见图 1-1），强调以自闭症人士的关注点、需求和特点为核心提供个性化支持，并在其一生中根据自闭症人士能力的动态变化作适当的调整。该图展示了整个过程需要自闭症人士、家庭和社区三方的持续参与，圆圈的大小代表需要支持的力度。可以看到，除了自闭症人士自身的努力，家庭和社区的支持在全生命周期的干预和治疗中也占据重要地位。

神经多样性和连续谱观点

神经多样性（neurodiversity）将人与人之间大脑功能和行为特征的差异视为人类正常变异的一部分，而不是障碍和缺陷。在这

学龄前
（6岁前）

学龄儿童
（6—11岁）

青少年
（12—18岁）

成人
（18岁以上）

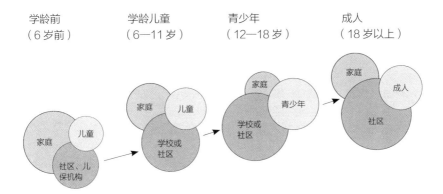

家庭
- 家庭心理教育
- 围绕核心功能进行家庭干预
- 父母介入的干预（如父母培训）
- 行为管理

儿童
- 特定短期干预（如"共同注意、象征性游戏、参与和调节"训练）
- 一般方法（如关键反应训练、回合式教学）
- 综合课程（如早期介入丹佛模式）
- 特定课程（如语言课程）

社区、儿保机构
- 儿童保育和学前教育支持（尚无证据）
- 早期介入丹佛模式教室
- 自闭症及相关患儿治疗教育课程教室
- 学期特殊儿童融合教育教室

家庭
- 行为管理

儿童
- 一般方法（如关键反应训练、回合式教学）
- 学业技能
- 社交技能
- 认知行为疗法（如应对猫计划）

学校或社区
- 融合学校
- 课程
- 特殊教育
- 运动和社区活动

家庭
- 作为团队支持者
- 行为管理

青少年
- 认知行为治疗（应对猫计划、焦虑管理的行为干预）
- 社交技能
- 精神药物
- 学业技能

学校或社区
- 融合学校
- 课程
- 特殊教育
- 运动和社区活动

家庭
- 作为倡导者

成人
- 认知行为治疗
- 社交技能
- 精神药物
- 职前培训

社区
- 教育支持
- 就业支持
- 住房支持
- 支持适应性技能发展项目

图 1-1　个性化、阶梯式的护理模式
（改编自：Lord et al., 2022）

一视角下，自闭症、注意缺陷多动障碍、特定学习障碍等发育障碍的群体，不再被看作存在缺陷的异类，他们只是和多数人不同而已（Pellicano & den Houting, 2022）。

神经多样性呼唤社会结构和体制设计的改变。包括自闭症在内的发展障碍群体，他们之所以面临着被孤立、误解、歧视和边缘化的危险，是因为当前的社会环境是为大多数健康发育的人士设计的，无法满足神经多样性人士的需求。即使是不需要太多支持的高功能自闭症人士，日常生活情境也可能令其精疲力竭，这不仅因为生活情境中的感官刺激过多，而且因为他们需要不断耗费精力去破译社会线索、与人沟通、应对意想不到的变化，这些对他们而言都是极度困难的。他们为了融入社会，往往需要付出额外的努力，甚至被迫掩藏自己的特质。长期的伪装轻则导致自我迷失，自尊心受挫，重则产生焦虑、抑郁等情绪问题。因此，我们需要做的是放下偏见，有效沟通，多倾听弱势群体的意见，提高环境的包容度，营造一个满足更多人需求、让更多人受益的环境。

当然，并不是所有人都支持神经多样性的倡议。采用这样一个非医学病理缺陷的模型，会使一些重度自闭症（profound autism）人士被推至一个具有风险而尴尬的境地，他们智力发育严重落后（如智商低于 50），长期需要成人看护，生活无法自理，也无法为自己发声。在分析了三个大数据库后，《柳叶刀》委员会估计，全球 18%—48% 的自闭症人士符合重度自闭症的定义（Lord et al., 2022）。在神经多样性的概念下，强调差异而非障碍，可能会让人们忽视这些重度自闭症人士的的确确需要非常多外界支持和帮助的事实，让这群极度弱势且得不到足够关注和服务的群体被忽视和抛弃。需要高度监护的重度自闭症群体不应该同语言和智力更强一些的高功能自闭症群体混为一谈，我们需要根据他们的能力水平，采取完全不同的干预措施。不过，不管怎么说，神经多样性的提出对发育障碍人士乃至整个社会都将产生深远的影响，它肯定自闭症人士是社会群体中有价值的一部分，考虑了人权、社会公平以及对差异的包容和尊重。

与神经多样性观点密切相关的另一个理论取向是精神疾病的维度（dimensional）或者连续谱（continuum）观点。在这一观点中，精神疾病不再是"全或无""健康或疾病"等简单二分，而是存在一个从健康到亚临床，再到临床的连续变化谱系。在自闭症对应的谱系中，广泛自闭症表型（broad autism phenotype）指个体有着与临床自闭症相似的人格、认知能力及情绪调节等方面的变化，但还达不到自闭症的诊断标准，其亚临床的特征既存在于自闭症人士的亲属身上，也在一般人群中广泛分布。换句话说，我们每个人都处在自闭症谱系中的某个位置，只是严重程度不同而已。此外，必须指出的是，自闭症相应的特征和行为并非完全不具有优势和社会适应性。比如，研究自闭症的专家西蒙·巴伦-科恩（Simon Baron-Cohen）教授就曾提出，高自闭症特质的人虽然共情能力不足，但系统化思维很强，他们擅于分析具有特定性结论的问题，归纳事件发生的概率，这些能力可是自然科学和实证科学的思维基础！

上述这些观点都强调，我们应该放弃传统意义上的"在疾病中寻找异常""粗暴贴标签"的医学模式，而应将自闭症人士视作一个有不同于多数人的心理和行为特质的神经多样性群体。

小结

· 自闭症是一种危害极重的发育行为障碍，近三十年来发病率逐年升高，引起国内外医学界乃至全社会的广泛关注，相关的研究和诊疗工作也持续、快速地发展。

· 虽然自闭症人士的行为方式千差万别，但他们在与他人沟通等社交互动中都遭遇一定程度的困难，同时存在一些重复刻板或怪异的行为。对感觉信息的异常反应作为自闭症的核心症状被纳入最新的诊断标准。

· 迄今为止，自闭症的病因仍不清楚。基本共识是，自闭症是具有遗传易感性的个体在高危环境因素的作用下引发的。

· 在自闭症的治疗方面，我们要具有系统生物学、个性化治疗和终身治疗的观点。常见的治疗方法有行为干预法、特殊教育法、药物治疗法、生物医学干预法等。

· 当前有研究者倡议摒弃传统的医学病理缺陷模型，转用神经多样性的视角去看待包括自闭症在内的神经发育障碍人群。

第二章

过度敏感与超载：
自闭症人士的感知觉异常

对自闭症儿童的最早的案例报告是由莱奥·坎纳医生于 1943 年和汉斯·阿斯伯格（Hans Asperger）医生于 1944 年所作，人们由此注意到自闭症孩子对感觉刺激的反应模式与健康儿童不同。半个多世纪以来，感知觉加工异常，包括感觉过度敏感、感觉反应迟钝、知觉扭曲等体验，在高功能自闭症患者的自传式文本中也屡见不鲜。比如，自闭症人士描述自身的听觉体验时说，他们就像"戴着一个音量卡在超级大档位的助听器"，闻到身体乳的气味时感到"气味过于浓烈，无法忍受"，与人拥抱的感觉则像"一个巨浪把我淹没"。知名的阿斯伯格综合征患者、动物学博士坦普尔·葛兰汀（Temple Grandin）在她的日记里这样写道（Grandin & Scariano, 1996）："我皮肤上的神经末梢非常敏感。对大多数人来说微不足道的刺激，于我而言像是残酷的水刑……当别人触摸我时，我感觉那是一种让人窒息的过度刺激……让我在裤子和连衣裙之间转换非常困难，因为我需要长达两周的时间才能完全适应裤子贴着腿的感觉，或者没有裤子贴着我的腿的感觉。"

这些早期的临床病例报告和质性材料提示我们，自闭症人士感受世界的方式可能和大多数人不同。据 2019 年的一项研究的估计，45%—95% 的自闭症人士存在感知觉方面的功能异常；面对外部世界的感官信息输入，他们难以自我调节并作出适应性行为反应（Ben-Sasson et al., 2019）。这些感知觉异常广泛存在于视觉、听觉、触觉、嗅觉、味觉、运动觉和平衡觉等多个不同的感官通道，且影响小至婴幼儿，大到成年人的各个年龄段的自闭症人士。即便在健康群体中，类似自闭症的亚临床特征越明显，异常的感知觉体验就越严重。感觉反应模式通常分为三大类，即感觉过敏（对感觉输入反应过度）、感觉迟钝（对感觉输入反应不足）和感觉寻求（对环境中的感觉信息有不同寻常的兴趣）。每个自闭症人士都可能承受多种感官问题的困扰，比如可能对疼痛／温度感觉麻木，但同时对特定的声音格外敏感，又对某些物体有过度的嗅闻或触摸等不恰当的感觉寻求行为。

　　感觉信息在日常生活中无处不在，不难想象，感知觉加工问题会给自闭症人士的学习、工作及社交等带来极大的挑战。比如，感觉过敏往往伴随着严重的焦虑和恐惧情绪，还会进一步导致社交回避和破坏性的问题行为。异常的感知觉反应与自闭症的其他核心症状，如社交沟通障碍、重复刻板行为等密切相关。与感知觉相关的症状往往早在婴儿期就会出现，此时社交缺陷尚未显现，临床上尚且无法给出明确的诊断，因此，英国剑桥大学的西蒙·巴伦-科恩教授等人指出，感觉功能的异常可能是自闭症的前兆和风险预测因子（Robertson & Baron-Cohen, 2017）。感觉异常为因，社交沟通障碍为果，低层次感觉能力的异常产生后续的一系列反应，进而波及更高级的语言、情绪和社交功能（见图 2-1），而一些追踪研究也证实了这一假设。

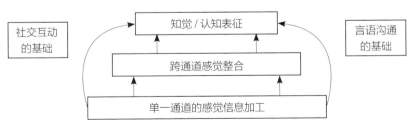

图 2-1　感知觉优先（sensory first）假说

（改编自：Baum et al., 2015）

25

动态的感官信息实际上是社交沟通的基石：一个人说话语调的微妙波动反映其情感韵律，面部肌肉协调的运动传达相关的情绪和线索，而身体姿势的变化及一些准备动作提示一个人的意图和请求……若一个孩子难以整合动态的感官信息，就意味着他很难将社会信息建构成有意义的表征。他们会对纷至沓来的感官信息感到困惑，因而主动远离社交场景，减少参与公共活动的次数。

考虑到感知觉相关症状在自闭症群体中的普遍性和重要影响，美国精神病学会在 DSM-5 中将感知觉症状作为自闭症的核心症状之一，纳入最新的临床诊断标准。此后的十几年，自闭症的感知觉加工能力成为国内外研究者关注的焦点，相关研究的数量呈指数级增长趋势。图 2-2 展示了以"自闭症"（autism）和"感觉的"（sensory）或"感觉"（perception）为关键词在论文数据库搜索（限于标题和摘要）得到的已发表的研究成果的数量变化。得益于

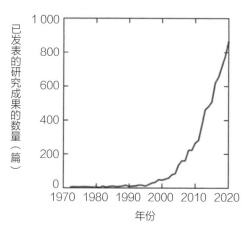

图 2-2　有关自闭症感知觉加工的已发表的研究成果的数量变化

（改编自：Hadad & Yashar, 2022）

此，我们对自闭症人士的感觉反应模式及其神经机制有了越来越清晰的认识。

如何测量异常的感知觉反应？

评估自闭症人士的感知觉反应模式及相关症状，主要有以下五种方式（DuBois et al., 2017）。

第一，自评问卷和他评问卷。问卷通常涉及与日常生活中的感官信息处理相关的问题。自评问卷由自闭症人士依照自己的真实情况作答；若是他评问卷，填写者既可以是主要照料者，也可以是临床医师，由他们根据日常生活中对患者的观察来回答与感觉处理相关的行为及其出现频率。表 2-1 总结了 11 种测查自闭症群体感觉反应的问卷。这些问卷基本上都关注了视、听、嗅、味、触这五种基础性感官通道，也有部分问卷额外关注了本体觉、前庭觉、运动觉 [如《格拉斯哥感官问卷》(Glasgow Sensory Questionnaire, GSQ) 和《自闭症谱系障碍感觉反应性问卷》(Sensory Reactivity in Autism Spectrum, SR-AS)]，以及跨感觉整合 [如《青少年 / 成人感觉处理模式剖析量表》(Adolescent and Adult Sensory Profile, AASP) 和《感觉处理模式剖析量表 / 简版感觉处理模式剖析量表》(Sensory Profile/Short Sensory Profile, SP/SSP)]。有些问卷专为自闭症谱系障碍这一临床群体设计 [如《社交与沟通障碍诊断访谈》(Diagnostic Interview for Social and Communication Disorders, DISCO)]，因此询问的问题涉及自闭症的筛查和诊断，而其他问卷

表 2-1　测查自闭症人士感觉反应模式的问卷

问卷	编制者	分维度/感觉通道类型	适用年龄	计分方式	是否经过量表标准化的信效度验证	自评/他评	是否为自闭症专用量表
《青少年/成人感觉处理模式剖析量表》(Adolescent and Adult Sensory Profile)	维尼·邓恩(Winnie Dunn), 2001	感觉迟钝、感觉敏感、感觉回避、感觉寻求；嗅觉/味觉、运动、视觉、触觉、跨感觉整合、活动量、听觉	11岁及以上	60个条目，4点利克特计分	是	自评	否
《感觉处理模式剖析量表/简版感觉处理模式剖析量表》(Sensory Profile/Short Sensory Profile)	维尼·邓恩(Winnie Dunn), 1997	感觉迟钝、感觉敏感、感觉回避、感觉寻求；嗅觉/味觉、运动、视觉、触觉、跨感觉整合、活动量、听觉	3—10岁	125个条目或38条目(简版)，4点利克特计分	是	他评	否
《感觉过度反应性量表》(Sensory Over-Responsivity Scales)	沙拉·舍恩(Sarah Schoen), 2008	感觉敏感；触觉、视觉、听觉、嗅觉、味觉、本体觉	全年龄段	尚在开发中，未确定	是	自评/他评	否
《改编版感觉整合量表》(Sensory Integration	朱迪思·雷斯曼(Judith	普遍的反应模式(基于感觉统合训练	成人	测查清单	否	他评	否(针对智力

28

续表

问卷	编制者	分维度/感觉通道类型	适用年龄	计分方式	是否经过量表标准化的信效度验证	自评/他评	是否为自闭症专用量表
Inventory-Revised	(Reisman), 1992	开发）；触觉、前庭觉、本体觉					发育障碍群体
《格拉斯哥感官问卷》(Glasgow Sensory Questionnaire)	杰米·霍德 (Jamie Horder), 2014	视觉、听觉、味觉、嗅觉、触觉、前庭觉和本体觉	成年自闭症人士	42个条目，4点利克特计分	是	自评	是
《自闭症谱系障碍感觉反应问卷》(Sensory Reactivity in Autism Spectrum)	玛丽·埃尔文 (Marie Elwin), 2016	感觉敏感，感觉迟钝，感觉寻求，感觉运动反应；视觉、听觉、味觉、嗅觉、触觉、前庭觉、本体觉和内感觉	成年自闭症人士	38个条目，4点利克特计分	是	自评	是
《社交与沟通障碍诊断访谈》(Diagnostic Interview for Social and Communication Disorders)	洛娜·温 (Lorna Wing), 2002	与感觉反应相关的自伤行为；触觉、味觉、嗅觉、运动、听觉、视觉	全年龄段的自闭症人士	25个与感知觉相关的条目（共300个诊断条目）	是	他评/访谈	是

续 表

问　卷	编制者	分维度/感觉通道类型	适用年龄	计分方式	是否经过量表标准化的信效度验证	自评/他评	是否为自闭症专用量表
《感觉加工问卷》（Sensory Processing Questionnaire）	特蕾莎·塔瓦索利（Teresa Tavassoli），2014	感觉信息的检测与区分能力；触觉、听觉、视觉、嗅觉、味觉	成人	35个条目，4点利克特评分	是	自评	否
《感觉行为量表》（Sensory Behaviour Schedule）	詹姆斯·哈里森（James Harrison），2004	视觉、听觉、味觉、嗅觉、触觉、前庭觉、运动、本体觉、温度感受	成年自闭症人士	17个条目	否	他评	是
《感觉敏感度问卷》（Sensory Sensitivity Questionnaire）	南希·明休（Nancy Minshew），2008	听觉、视觉、触觉、温度、疼痛、嗅觉/味觉、对环境中事件的敏感度	全年龄段的自闭症人士	13个条目；是/否计分	否	自评/他评	是
《听觉注意和痛苦问卷》（Auditory Attention and Distress Questionnaire）	威廉·邓禄普（William Dunlop），2016	听觉	成人	33个条目，7点利克特计分	否	自评	否

可用于其他发育障碍的群体，乃至健康的非临床人群。为了刻画自闭症人士的感觉反应模式，大多数问卷选择从"感觉反应不足—感觉反应过度"这一角度切入，当然也有问卷不区分不同的感觉反应模式，只关心与感觉处理相关的行为是否偏离正常。

在这 11 种问卷中，以美国职能治疗师维尼·邓恩（Winnie Dunn）博士 1997 年提出的理论模型为基础的《青少年／成人感觉处理模式剖析量表》（Adolescent and Adult Sensory Profile，AASP）及《感觉处理模式剖析量表／简版感觉处理模式剖析量表》（Sensory Profile/Short Sensory Profile，SP/SSP）应用最为广泛。该理论模型根据"神经阈值"（即对感觉输入的反应性）和"自我调节策略"这两个维度，将感觉处理模式分成四个象限。神经阈值指引起神经系统反应所需的刺激量。高阈值意指需要非常大的刺激量才能诱发神经元活动；相反，低阈值指仅需非常少的刺激量就可以诱发神经元活动。自我调节策略指个体依照阈值建构的反应策略。在此维度的一端，个体采用顺从的策略，即以符合自己阈值的方式行动（高阈值的人会遗漏刺激，而低阈值的人会注意到大量刺激）。在此维度的另一端，个体会采用主动的策略来抵抗神经阈值（高阈值的人寻求刺激，低阈值的人逃避刺激）。由此，总共产生了四种感觉处理模式：低登录量／感觉迟钝（low registration）、感觉寻求、感觉敏感和感觉回避（见表 2-2）。先前大量的研究发现，自闭症人士的四种感觉反应模式得分均显著高于健康发育人士。其中，感觉敏感和低登录量／感觉迟钝的结果一致性最高。而关于自闭症人士的感觉寻求，其严重程度可能随着年龄的增长而减弱，10 岁以后，自闭症人士和健康发育人士的差异逐渐缩小。寻求感官刺激的行为也更多出现在智力发育落后的自闭症儿童群体中。

表 2-2　感觉处理四象限模型

		自我调节策略	
		顺从（被动）	抵抗（主动）
神经阈值	高阈值	低登录量 / 感觉迟钝 （忽略刺激，反应慢）	感觉寻求 （创造额外的感觉刺激，享受感觉体验）
	低阈值	感觉敏感 （警觉，易分心，对密集刺激感到不适）	感觉回避 （减少和限制环境中的刺激）

　　第二，心理物理法。在实验室中，研究者给被试呈现一定强度的刺激，并记录相应的感觉反应，从而科学地描述刺激与感觉反应之间的数量化关系。这类方法主要用来解决诸如"刺激量的值达到多大才能引起感觉反应（感觉阈限）""一个阈上刺激呈现以后，它的强度要改变多少才能被人觉察到（差别阈限）""同一个阈上刺激需要多长时间才能被人们适应""随着刺激大小的改变，感觉反应会有什么变化""人们对某个特定的刺激会产生怎样的情绪体验"等问题。相比于问卷调查法，心理物理法得出的结果更客观，不容易受到主观报告和回忆偏差的影响。但这类研究的数目较问卷调查少，且不同研究者关注的感觉通道（触觉感受研究最多）及想要了解的问题各不相同，因此很难归纳出统一的结论来说明自闭症人士感觉反应的"心理物理曲线"与健康发育群体有何异同。拿触觉反应模式来说，2017 年奥黛特·弗伦特（Odette Fründt）博士的一项研究就对比了成年高功能

成年自闭症人士和健康人士多达 13 种触觉指标，包括冷热觉察和疼痛阈限、机械性刺激觉察和疼痛阈限、压力疼痛阈限、振动觉察阈限等。实验室的感觉指标繁多，加之自闭症群体内部的个体差异也很大，导致至今难以总结出自闭症群体在触觉反应上最突出的特点。

有意思的是，实验室测得的感觉阈限指标通常与自评或他评问卷的感觉敏感性并不一致。也就是说，家长眼中的对日常生活中的噪声格外敏感的自闭症儿童，实验室测得他们对声音的觉察和区分能力可能并不高。是相信主观感受还是依据实验室的客观数据，这是一个尚无确切答案的问题。

第三，观察法。观察法指研究者根据一定的研究目的和观察表，用自己的眼睛、耳朵等感觉器官，或者借助现代化的仪器（如录像机）去直接观察研究对象，从而获得资料的方法。它可以在人为布景的实验室中进行，也可以在自然布景的家里或者幼儿园等真实场景中完成。比如，触觉防御和辨别测试（tactile defensiveness and discrimination test）（Foss-Feig et al., 2012）就是一个结构化的观察测评工具，它给儿童创设一个观察室，里面放置着细沙、泥土、拥有各种纹理和不同粗糙度的玩具，观察儿童对不同触感物体的自发探索反应。同时，实验者还会用毛刷轻触孩子的手背、手臂和脸部等区域，记录他们的面部表情，以及是否出现哭泣、尖叫、回避、退缩等行为，以此体现儿童感觉迟钝、感觉敏感和感觉寻求的严重程度。观察的场景与现实生活越接近，观察所得的结果就与问卷评估的结果越一致。不过，观察法费时费力，且样本量通常有限，这使研究结果的可推广性常常存疑。在自闭症的感知觉加工领域，采用观察法的研究寥寥无几。

第四，质性访谈法。质性访谈通常是研究者就感兴趣的话题与访谈对象进行问答和交流的过程。它可以是一对一的访谈，也可以是焦点小组的形式。访谈既可以了解受访者的所思所想，包括其情感感受、价值观念和行为规范，又可以了解受访者过去的生活经历及事件发生的详细过程。更重要的是，深度访谈带领我们走入受访者的感官世界，从自闭症人士的角度获得多种描述和解释。相比于填写问卷和在实验室做实验，访谈可以获得更多深层的、过程性的、涉及主观体验和意义诠释的第一手资料，从而形成整体性认识。但需要注意的是，这类研究往往只适用于高功能、语言和智力正常的自闭症青少年和成人群体，我们很难从语言障碍、智力落后或年龄过小的自闭症儿童中获得他们亲口描述的生动文本。

乔丹·西博尼（Jordan Sibeoni）博士汇总了自闭症人士感知觉体验的 32 项质性研究，发现感觉体验与情绪、认知、人际和社交等各方面的功能密切交织、互相影响，并不是孰因孰果简单的单向联系（Sibeoni et al., 2022）。这些质性研究帮助我们更好地解答了"具有哪些特征的感觉信息更容易诱发自闭症人士的不良反应""异常感觉反应给自闭症人士的日常生活带来哪些困扰或益处""自闭症人士采用哪些策略去应对与感知觉相关的困境"等问题。这部分内容在本书后面的章节中讲到每个特定的感觉通道（如视觉、听觉）时，还会进一步展开介绍。

举一个质性访谈的例子，帮我们理解如何借用访谈的方法，用自闭症人士自己的话语剖析其感官世界。凯伦·麦克伦南（Keren MacLennan）博士采用网络上的开放式问卷，收集了 49 名成年自闭症人士的感知觉体验自述，询问的内容涵盖各个感觉通道。他对相应的文本进行主题分析，生成了一个理论框架来整体展示成年自闭症人士的感官体验（见图 2-3）。可以看到，自闭症人士对感觉信息不同寻常的处理方式会影响其身心健康，但这一过程并不必然发生，而会受到一系列个人因素和环境因素的调节。比如，若自闭症人士能够掌控环境中的感官刺激，或者可以预期感觉信息何时出现、强度如何等，就可以大大减轻焦虑和痛苦的负面感受。再如，如果身边的人能够理解自闭症人士的感觉反应与大多数人不同，多予以包容和支持，也可以鼓励他们更多地探索外部世界，参与社交活动。

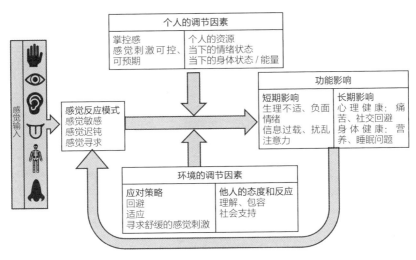

图 2-3　自闭症人士的感觉体验、对日常功能的影响及相关调节因素
（改编自：MacLennan et al., 2022）

第五，脑影像技术。采用核磁共振、脑电图或者脑磁图的技术记录自闭症人士接受感觉刺激时的大脑活动，可以帮助我们更好地了解异常感觉反应背后的神经机制。美国加利福尼亚大学洛杉矶分校的

舒拉米特·格林（Shulamite Green）博士及其团队开展了一系列磁共振成像研究，探讨自闭症儿童感觉敏感的脑机制（Green et al., 2013, 2015, 2017, 2019）。在实验过程中，他们给儿童呈现一些可能引发轻微不适的感官刺激（如交通噪声、闪烁的图形，以及用发痒的羊毛刷轻触前臂，等等）。结果发现，存在感觉敏感问题的自闭症儿童在接收这些感官刺激时，初级感觉皮质以及掌管负面情绪体验的核心脑区——杏仁核会被大大激活，且他们不会像健康孩子一样逐渐适应，也就是说，杏仁核的活动会一直"高烧不退"。若不同感觉通道的信息叠加呈现（如噪声和触摸同时出现），对感觉敏感的自闭症儿童来说就是雪上加霜。

有意思的是，并不是所有自闭症儿童都有严重的感觉敏感。对于不存在感觉敏感困扰的自闭症儿童，他们的大脑是如何成功调控，使他们面对不适的感觉输入能应对自如呢？格林博士的研究发现，这类儿童负责情绪调控的眶额皮质（藏于眼眶后颅腔内的前额叶区域）会自上而下地发出调节指令，使过度发热的杏仁核降温。此外，随着年龄的增长，自闭症人士也能慢慢学会这种情绪调控策略，他们大脑工作的效率与普通人的差距在逐渐减小，这也解释了为什么感觉过度敏感的情况在自闭症儿童进入青春期之前最为严重（Cakar et al., 2023）。但是，即使是这些不存在感觉敏感困扰的自闭症儿童，也可能出现感觉迟钝现象。当适应了原先的感觉信息后，再呈现相似但有细微差别的新异刺激，感觉迟钝的自闭症儿童的大脑无法像健康孩子一样重新被点亮，这可以解释为什么这些孩子容易遗漏周围环境中的重要信息，他们可能总是生活中慢半拍的那一个。

除了磁共振类研究，也有研究者采用脑电图的方式记录自闭症人士在接收视觉、听觉和触觉等感觉输入时的事件相关电位（event-related potential, ERP；即由外部刺激或心理过程诱发的脑电波形的改变）。有日本学者总结了该领域的研究，发现自闭症人士的与早期感觉加工相关的 ERP 成分和与晚期认知加工相关的 ERP 成分都有所改变，因而推测异常感觉反应的背后不仅仅是感觉信息的编码出了问题，注意分配、认知评价、情感体验等更高级的认知过程也会影响最终的感觉体验（Morimoto et al., 2021）。

心理学家的四种解释

从神经心理学的视角探讨自闭症群体的感知觉加工异常，有四个核心的假说，即知觉功能加强（enhanced perceptual functioning）假说（Mottron et al., 2006）、中枢性统合不足（weak central coherence）假说（Happé & Frith, 2006）、兴奋性 / 抑制性不平衡（excitatory/inhibitory imbalance）假说（Robertson & Baron-Cohen, 2017）以及贝叶斯推论 / 预测编码（Bayesian inference/predictive coding）假说（Cannon et al., 2021）。

知觉功能加强假说和中枢性统合不足假说实际是一体两面的理论观点，前者强调自闭症人士格外关注客体表面或个别特征，因而某些基础感知觉功能异常增强；后者反映他们忽视整体情景，难以统合不同层次的信息。这两个假说共同揭示了自闭症人士"偏好细节处理而忽视全局信息"的感觉加工模式。比如，自闭症人士在低层次的感觉加工任务（如声音的音频辨别、目标图像的视觉搜索）中表现出色，这支持了知觉功能加强假说。但若实验任务中需要考虑整体的情境，或者涉及语言、情绪和人际互动等复杂的社会信息，自闭症人士往往难以胜任，这又支持了中枢性统合不足假说。

为了整合这两个假说，卡米拉·马克拉姆（Kamila Markram）博士提出"激烈世界理论"（intense world theory），认为基础感觉功能的增强使自闭症人士觉察到一个信息过载的激烈世界，但高级的感觉整合能力和认知功能的缺陷又使他们只能知觉到一个个孤立的、碎片化的单元，无法形成整体认识（Markram & Markram, 2010）。纷繁复杂的外部世界对自闭症人士而言是混乱不堪的，他们因而选择了社交退缩和回避，躲进自己单一、重复的小世界。

在神经递质层面，自闭症及其核心症状（包括感知觉加工异常）与兴奋性／抑制性神经递质系统的不平衡相关联。我们大脑中主要的兴奋性神经递质是谷氨酸，抑制性神经递质是伽马氨基丁酸，两者比例平衡才能保证大脑进行顺畅、高效的信息加工。研究者采用磁共振波谱成像技术测查大脑不同区域神经递质及其代谢产物的含量和浓度，发现自闭症人士的视觉、听觉和触觉等初级感觉皮层区域均出现伽马氨基丁酸浓度的下降，这提示研究者，自闭症人士大脑的抑制功能受损，无法有效抑制和过滤无关的感觉信息。同时，他们血浆中的兴奋性递质谷氨酸水平上升，大脑中谷氨酸受体的表达水平也异常升高。这些证据都支持研究者认为，自闭症人士的兴奋／抑制系统偏离了最优的平衡态，"过度兴奋—抑制不足"的状态导致一系列感知觉的异常体验。

贝叶斯推论／预测编码模型是另一个用来解释自闭症核心症状的理论。该理论认为，人类大脑任何感觉的产生都不是简单的"刺激—反应"过程，而是"预测—刺激—误差—验证预测—产生经验"的复杂贝叶斯模型（即先验概率—后验概率模型）。换句话说，人们并不是被动地接受感觉信息，而是会不断地依据先验信念，主动预测未知的结果。若根据先验经验构建的预测假说与实际的感觉信号之间存在差异，就产生"预测误差"，人们会根据预测假说和感觉信号之间的相对权重，决定是否调整预测假说，以减少下一次感觉信号的预测误差。最终，预测假说不断优化更新，人脑内就形成一个解释世界的内部概率模型。

在健康群体中，最终的知觉产物同时受到感觉信息和预测假说两方面的共同影响。而对于自闭症群体，"预期过弱"（hypo-priors）假说（Pellicano & Burr, 2012）认为，他们难以形成对外界的准确预期，难以利用先前经验促进对模糊感觉信息的觉察和解释，因此他们的知觉表征更少受到自上而下信念的扭曲，也更接近于这个世界本来的样子。但在复杂多变的社交场景中，无法根据社会线索和具体情境调整预期以预测他人的情感和行为意图，可能是导致自闭症群体出现社交沟通障碍的重要原因。此外，相较于自上而下预期的减弱，自闭症人士自下而上的感觉信息加工相对增强，他们不论在何种情境下均赋予当前感觉信息过高的权重（high inflexible prediction error in autism）（van de Cruys et al., 2014），把所有信息都视为全新的、有意义的输入，无法摒弃环境中的噪声，也就难以适应重复出现的刺激。一旦出现"风吹草动"，就认为外界环境发生了变化，不停地更新原有的预期。因此，他们即使形成了预期，也通常是抽象性不强的低层次预期，很难具有预测力，也无法泛化到其他场合。自闭症群体"重感觉输入，轻先验预期"的不平衡模式，已经被用来解释他们感觉过度敏感、社交障碍，以及为了重建秩序和可控感所采取的重复刻板行为和狭隘兴趣等多种典型症状。图 2-4 展示了在健康群体中，最终的知觉产物受到先验预期和感觉信号两方面的影响，但自闭症人群预期过弱或（和）感觉信号过强，最终导致知觉更"忠实"于感觉信号，较少受先验预测的影响。

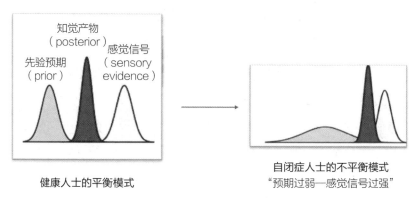

图 2-4　自闭症的贝叶斯推论模型图

小结

· 感知觉处理的异常在自闭症群体中普遍存在，严重影响他们的日常生活、工作和社交。

· 测量感知觉加工模式的方式主要有自评问卷和他评问卷、心理物理法、观察法、质性访谈法和脑影像技术等五种。

· 为了解释自闭症人士独特的感官体验，心理学家提出知觉功能加强假说、中枢性统合不足假说、兴奋性 / 抑制性不平衡假说以及贝叶斯推论 / 预测编码假说。

第三章

视觉万花筒：

自闭症人士眼中的世界

　　有些自闭症人士是畏光者，强光会让他们非常难受，偏光墨镜就成为生活必需品；另一些自闭症人士则是痴迷的追光者，他们喜欢长久地凝视某个感兴趣的点，透过"隧道视觉"（见图 3-1；自闭症人士的焦点和细节知觉出众，却难以正确处理周围环境信息，这使其难以加工运动、远近等三维空间信息）看到常人看不到的细节，若被打断，他们很可能大发脾气，甚至情绪崩溃。

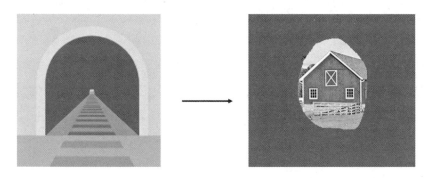

图 3-1　"隧道视觉"图示

　　自闭症人士眼中的世界与其他人究竟有什么不同？从基础的视觉感知（如对比灵敏度、轮廓知觉、颜色知觉、眼球运动、物体运动知觉、空间注意等）到高级的视觉处理能力（眼神和面孔知觉），均有大量研究证实自闭症人士具有与众不同的视觉功能。视觉加工的异常在 6—9 个月大的自闭症高危婴儿中就能检测到，可以预测后期的疾病发生情况，被研究者认为是最早的自闭症生物学标记。此外，人类接收的感知觉信息超过 80% 来自视觉通道，婴幼儿对外部世界和社会信号的理解也大都依赖眼睛的观察。不难想象，异常的视觉注意和加工模式会影响婴幼儿社会功能的正常发展。

只见树木，不见森林：基础视觉功能的改变

来自国外的眼科学家总结了以往的研究，发现自闭症的基础视觉功能存在明显异常（Bakroon & Lakshminarayanan, 2016; Little, 2018）。比如，自闭症群体出现散光等屈光不正的比例更高，区分颜色的能力更差。在注视近物的时候，他们双眼的适应、汇聚和调节会滞后。自闭症人士的眼球运动功能也可能存在缺陷，在完成平滑物体追踪任务时往往非常吃力，阅读时容易跳字和漏字、跳行和漏行，需要手指帮助才能保持阅读方向。斜视则是在自闭症人士身上常见的另一大视觉问题，这会进一步影响他们的双眼立体视觉。

心理学中有一个著名的"双眼竞争"任务，即给人们的左眼和右眼分别呈现不同的图案，人们知觉到的信息就会在左右眼的两张图片中轮流切换。自闭症人士在完成这一任务时，知觉在两张图片之间切换的频率更低，更可能报告两张图片的信息同时叠加呈现，即左右眼谁也争不过谁，最后只能彼此妥协。这反映了自闭症人士的大脑难以抑制无关的信息，与他们存在的社交沟通障碍的严重程度密切相关。

此外，自闭症人士的视觉模式被形象地称为"只见树木，不见森林"，即他们非常抠细节，却以丢失全局信息为代价（Heaton & Freeth, 2016）。我们可以把自己的视觉注意想象成一个摄像机镜头，会根据自己的需要调焦，有时需要推镜头（zoom-in）使主体目标变大而突出细节，有时则需要拉镜头（zoom-out），画面就从某个局部逐渐扩展，视点后移，使我们看到局部和整体之间的联系。自闭症人士的注意模式表

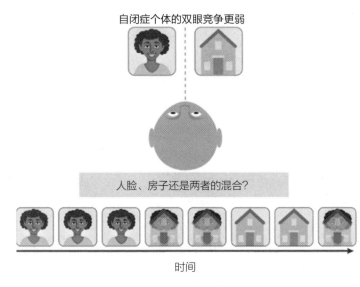

图 3-2　双眼竞争任务图示

（图片来源：Robertson & Baron-Cohen, 2017）

现为推镜头的时间过长，不太懂得如何拉镜头看全景。一旦被自己感兴趣的内容吸引，他们的目光就会固着在这一局部区域，很少去探索新的未知的信息。在自由观看自然或者人文场景的照片时，视知觉正常人士的关注点通常在物体、语义和社会信息等宏观层面，而自闭症人士视觉注意的"粒度"要细微得多，他们像计算机解码图片像素水平的信息一样，更多关注颜色、亮度、朝向等基础的物理信息（见图 3-3）。

　　来自视错觉的任务同样验证了自闭症群体存在局部加工的偏好。视错觉是指我们人眼看到的信息和物理刺激本身存在一定差异，体现了大脑加工信息的"主观性"。纠正视错觉需要人们考虑全局性、情境性信息。虽然研究结果并不完全一致，但大多数研究都发现，自闭症人士视错觉的体验频率更低（Gori et al., 2016）。图 3-4 是一些经典的视错觉例子。

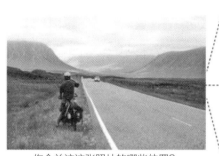

像素水平
（如颜色、强度、朝向）

物体水平
（如物体的大小、坚固性、凹凸性）

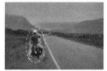

语义水平
（如面孔、动作、人与物的接触面）

你会关注这张照片的哪些位置？

图 3-3 自闭症人士自由观看图片时会留意的信息

（图片来源：Robertson & Baron-Cohen, 2017）

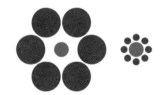

艾宾浩斯错觉 我们对处在中间的圆形的大小感知会受到周围圆圈的影响，实际上中间的圆形是一样大的。

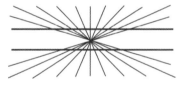

黑林错觉 两条平行的直线，被许多相交的直线分割后，看起来这两条平行线显得向外弯曲。

庞佐/铁道错觉 两条一样长的横线，我们会觉得上面一条更长。

卡尼萨三角错觉 你是否看见了一个黑边框的三角形上面叠了一个白色的倒三角？

图 3-4 经典的视错觉示例

（图片来源：Gori et al., 2016）

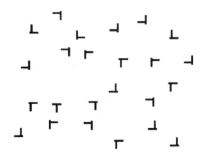

图 3-5　视觉搜索任务图示
（图片来源：Peltier & Becker, 2017）

自闭症人士的这种局部加工偏好也让他们在一些特定的任务中表现出色。比如，请大家做一个小测试，快速找到图 3-5 中的字母 T。在这个任务中，我们要从一堆跟字母 T 很相似的干扰物中寻找目标，还是需要花一点时间的。如果进一步增加干扰物的数量，完成目标搜索的时间就会大大延长。但在这个视觉搜索任务中，自闭症人士往往表现得比普通人更轻松，他们能迅速锁定目标图形，很少受周围干扰物及其数量的影响。

再如嵌入式图形测试（见图 3-6），要求从复杂图形中找到嵌入式图形，自闭症人士也常常能完成得既快又准确。

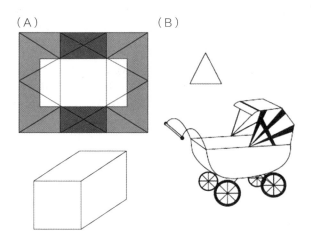

图 3-6　嵌入式图形测试图示
（图片来源：Horlin et al., 2016）

　　需要注意的是，过分关注细节在社会生活场景中往往是不利的。自闭症人士沉浸在自己感兴趣的世界里，难以考量重要的情境、语义等背景信息，这种视觉注意模式可能让他们陷入与人隔绝的糟糕境地。

异常的眼神探测和追随

　　在自闭症儿童的筛查和诊断中，目光接触少、不能跟随他人的视线看东西是两个高危的视觉征兆。眼睛是传情达意的心灵窗户，眼神交流对婴儿早期的社会性发展至关重要。跟随他人的视线关注第三方事物，形成互动双方的视线协调一致的过程，在心理学中被称为"共同注意"（joint attention）。共同注意需要个体在双方的注意间快速交替转换，同时关注自己和他人，并一同协调对一个物体或事件的注意力。共同注意看似简单，却可以预测婴幼儿语言、社会认知以及假装游戏等多种能力的发展。不论是眼神交流还是共同注意，都依赖儿童对他人目光的准确探测和理解。很多研究发现，自闭症儿童虽然能判断他人眼神的方向，却无法解读眼神背后蕴藏的情感和意图。此外，由于自闭症儿童存在眼球运动控制及视觉注意调节方面的困难，即使他们能准确探测到他人的目光，也无法很好地完成目光追随任务。例如，北京大学刘靖和易莉教授团队采用眼动追踪技术记录了自闭症儿童在共同注意任务中的注视轨迹，发现他们需要花更长的反应时间才能追上互动者的目光所及之处，最终双方能达到的互动同步性也比正常的孩子更低（Liu et al., 2021）。

自闭症儿童共同注意的异常，不仅表现为难以探测和解读他人的目光，还表现为自发分享注意的能力减弱。自动发起共同注意，即通过眼神、手势等方式向身边的人发起"邀约"，分享自己的兴趣和快乐，这是婴幼儿主动社交的第一步，这一能力在人生的头两年突飞猛进地发展。通过回看后来被确诊患有自闭症的婴儿的录影带，很多研究者发现，自闭症儿童自动发起共同注意的减少在第一年就显现了，他们也更难将眼神、手势以及咿咿呀呀的发声等方式协调整合起来吸引父母的注意。更重要的是，一些追踪研究发现，如果一个孩子自动发起共同注意的行为频率在头两年没有随着年龄的增长而增加，甚至出现下降趋势，就很可能在未来发展成自闭症，并伴有严重的语言和社交功能障碍。

因此，研究者和康复师开发了针对性改善共同注意能力的干预训练，最典型的例子可能是"共同注意、象征性游戏、参与和调节"（joint attention, symbolic play, engagement and regulation; JASPER）干预。干预过程中由父母、老师共同构建接近自然情景的安全、有爱的环境，设计贴合儿童兴趣的、易仿效的模仿游戏，家长或老师在象征性游戏过程中不断关注、跟随儿童的注意，模仿其游戏行为，并讲述事件发生的过程，以此反复向他们展示社会互动的情境。这个训练增加家长或老师对自闭症儿童的行为模仿和反馈的敏感度，也使儿童开始更多地关注家长或老师，从而增强共同注意能力。金伯利·穆尔扎（Kimberly Murza）博士的元分析研究发现，这种类型的干预可以有效改善自闭症儿童的共同注意能力，且提升幅度达到人群的 2/3 个标准差（Murza et al., 2016）。

随着现代社会的发展，社交机器人开始应用于自闭症的干预和治疗。来自香港中文大学团队的最新研究发现，以社交机器人的共同注意录像为学习材料，训练效果甚至优于真人的演示视频（So et al., 2023）。对自闭症儿童来说，机器人比真人更简化、易相处，不容易引发恐慌。由于机器人的行为模式更受控，可预测性高，自闭症儿童可以更好地提取相关的社会信息，去模仿和学习。在可预见的未来，机器人可能作为节约人力成本、可复制和推广的有效工具，服务于广大自闭症儿童的早期干预（见图 3-7）。

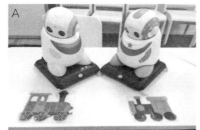
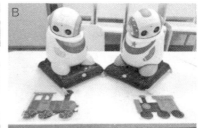
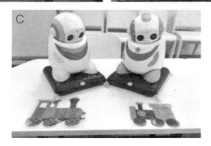

图 3-7　以机器人之间共同注意的过程作为学习资料的自闭症干预
（图片来源：So et al., 2023）

注：A 图中两个机器人（图片左侧的小 a 和右侧的小 b）一开始都看向左边的红色小火车，一起称赞："哇，这个小火车真漂亮。"随后，B 图中小 b 将目光转向右侧的蓝色小火车，发出感叹："这个小火车我也喜欢。"但小 a 没有跟随小 b 的目光，误以为小 b 还在谈论原先的红色小火车，于是，小 b 纠正道："不，你看看我，我在看另一辆小火车呢！" C 图中，小 a 看了看小 b 的目光投向哪里，将视线转向右边的蓝色小火车，两人开始了新的谈话。

面孔识别：信息处理能力不足

我们通常生活在约 100 人构成的小圈子中，但英国约克大学的研究小组发现，人类的面孔识别能力惊人，平均每个人一生可以识记 5 000 张脸，包括我们身边的人以及著名的公众人物。为什么人类进化出如此强大的面孔加工能力，甚至我们的大脑发展出专门的模块——"梭状回面孔区"（fusiform gyrus）来特异性地加工人脸信息呢？因为面孔识别是进行人际交往并成功在一个社会群体中发挥作用的关键能力。但人们对面孔的关注程度不同，处理信息的效率也千差万别。

自闭症人士在面孔身份识别、面孔区分、面孔记忆等多项任务中均表现不佳，他们的大脑在加工面孔信息时梭状回区域的激活明显减弱，脑电的结果也显示，反映面孔加工能力的 N170 脑电波波幅减弱，潜伏期增长（Black et al., 2017）。一项包含了 148 篇对比研究的元分析发现，自闭症人士的面部表情识别能力明显比普通人差。相比于基础的喜怒哀乐，处理复杂的社会情绪，如友好、感兴趣或不耐烦等，对自闭症人士而言更为棘手（Yeung, 2022）。

采用眼动技术的大量研究已经证实，自闭症人士注视面孔的轨迹异于常人。同时呈现非社会信息和社会信息（如面孔）时，人们会天然地表现出对社会信息的偏好，而自闭症人士更可能迷恋非生命的物体（Chita-Tegmark, 2016）（见图 3-8）。在观看人脸时，自闭症人士的注意力在眼睛部位（核心区域）停留的时间大大缩短，而更多关注边边角角（如头发和额头）以及背景信息（Frazier et al.,

2017）。这种眼睛回避效应在自闭症人士身上从婴儿期到成人期一直稳定存在，且在成年自闭症人士身上表现得最明显，这与他们更差的社交能力相关。结合脑影像的证据，若强行让自闭症人士注视他人的眼睛，他们的杏仁核，即大脑的负面情绪加工中枢的活动会急速飙升，这说明自闭症人士回避注视眼睛可能是为了避免激活极度的焦虑和生理唤起（Stuart et al., 2022）。

关于自闭症人士是否更偏爱注视嘴巴，目前的研究尚未达成一致结论（Riddiford et al., 2022）。也许这与不同的社交情境和需求相关：在语言学习过程中以及噪声环境中，需要通过唇动辅助识别语言时，关注嘴型是明智的选择，此时自闭症儿童无法快速切换到关注嘴巴区域。相反，在面孔的情绪识别过程中，嘴巴提供的信息远远少于眼部，这时人们一般会通过眼神来解读情绪，而自闭症人士会不恰当地过多关注嘴巴。有理论解释说，自闭症人士的面孔加工缺陷可能源于他们缺少社交动机，忽视了在特定社交情境中最应该关注的核心信息来源（见图 3-8）。

关于自闭症人士的面孔信息加工困难，除了眼睛威胁焦虑假说和社会动机缺乏假说，还有研究者认为，周围事物发展、变化速度过快会使自闭症儿童无法及时识别面部信息。眼球转动的速度过快、语速过快可能损害自闭症儿童的信息读取功能，这使得他们产生厌恶情绪。这就是快速加工缺陷假说，它为研究者们提供了一种新的干预方式，视觉和听觉模式上放慢的信息可能对自闭症儿童有长期治疗的潜力。将自闭症儿童反复暴露在缓慢的视听环境中似乎可以促进和优化模仿他人面部表情和身体手势所需的信息提取，注意力缺陷导致的不适当行为也会有所减少（Gepner et al., 2022）。在自闭症的治疗中，

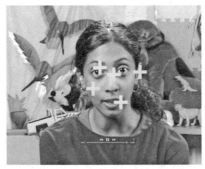 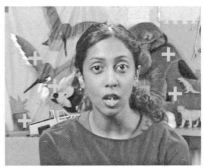

健康发育的儿童　　　　　　　自闭症谱系障碍的儿童

图 3-8　健康发育的儿童（左侧）和自闭症儿童（右侧）观看视频时的注视模式
（图片来源：Boyle, 2017）

注：图中的十字代表儿童的注视点。健康发育的儿童更多关注眼睛、人脸等包含丰富社会信息的区域，而自闭症儿童更多地关注背景中的玩具等包含很少社会信息的区域。

瑜伽疗法使用缓慢的呼吸、缓慢的手势和缓慢的语言交流，与慢速治疗产生异曲同工的效果。

眼花缭乱：生物运动加工困难

生物运动（biological motion）指人类或动物等生命体特有的运动模式，具有高度复杂的时间和空间移动属性。我们身体的姿态或身体的运动比静态的表情更能够说明心理状态。将点光源放在人的头部和一些重要关节处，然后记录这些点光源的运动，得到一个光点小人（见图 3-9），这就是生物运动的实验材料。仅仅通过这十几个点的运动，我们就可以判断出这是一个正在行走的人，而且这个识别过程不需要任何学习。即便是第一次看到这样的运动信息，也能够立刻作出判断。有研究发现，刚出生两天的小婴儿，就会表现出对生物运动的注视偏好，这一能力对于后期社会功能的发展非常重要。

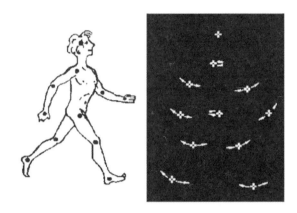

图3-9 通过头部和关键关节上光点的运动构建生物运动

（图片来源：Pavlova et al., 2006）

患自闭症的儿童对生物运动的识别和偏好存在问题（Federici et al., 2020）。在同时呈现生物运动信息和时间信息上乱码，但其他维度匹配的非生物运动信息时，他们容易"眼花缭乱"，分不清哪一个更可能是生命体的运动模式。更重要的是，他们难以从生物运动中提取出有用的生物信息和社会信息。不同年龄、性别和身份的人行走时的姿势是不同的，这可以反映在光点的运动轨迹、速度、加速度及位置信息上。典型发育的人可以从中进一步推断生物体本身的意图、想法和情绪状态，来帮助自身更好地完成社会认知和社会交互的过程。这些高级的社会认知过程对自闭症人士来说尤为困难。

大脑的后颞上沟（posterior superior temporal sulcus，pSTS）

负责身体运动信息的编码，它与大脑的视觉皮层及小脑协调配合，共同完成生物运动加工的复杂过程。自闭症人士的 pSTS 激活减弱，pSTS 和小脑的功能连接异常，可能是他们存在生物运动识别和高级信息提取缺陷的内在神经机制。

自述：不同寻常的视觉体验

上述心理学实验证据从各个方面展示了自闭症人士不一样的视觉功能，但我们似乎没有认真倾听过自闭症人士自己的声音。他们会怎么描述自己看到的世界？这些非同寻常的视觉体验对他们的生活来说意味着什么？他们又是如何应对某些视觉刺激带来的负面影响的呢？

英国曼彻斯特大学的基坦·帕尔马（Ketan Parmar）教授完成了一项质性研究，聚集成年自闭症人士并形成焦点小组，一起讨论他们日常生活中的视觉体验。这项研究采用主题分析法，能使人们更深入地走进自闭症人士的视觉世界（Parmar et al., 2021）。自闭症人士对很多日常生活中常见的视觉信息过度敏感，如不喜欢明亮的光照、闪烁的光点、快速移动的东西或者拥挤的场景，这些会影响他们日常生活的选择。几位自闭症人士说：

> 我家的室内装潢整体都是米色调，这对我来说会比较舒服。我会避免进入颜色太鲜艳的房间，那让我很有压力，甚至让我变得易怒。

> 在拥挤的地方，我会觉得无数信息排山倒海般涌来，把我压

得喘不过气。好像身边所有的人和物都在快速移动着，我像进入了一个不真实的世界，脑子开始嗡嗡作响……

有些自闭症人士还提到他们的视觉过度敏感如何影响阅读和学习：

> 看书的时候，字母会在边缘闪烁，它们仿佛变成一个个灰色的碎片。

自闭症人士的此类体验会使他们无法集中注意力，情绪烦躁，进而精疲力竭，影响工作、休闲、社交等方方面面。更糟糕的是，身边的人往往难以理解他们的痛苦和不安，甚至会蔑视和嘲讽他们。我们公共场所的环境设置也很难将自闭症人士的需求考虑在内，这会进一步阻碍自闭症人士融入正常的社会生活。如果我们能多一些理解和支持，对自闭症人士来说就会大有不同。

当然，面对充满压力和不适的视觉环境，自闭症人士并非束手无策，他们也发展出一些应对策略。最简单、粗暴但往往也是最有用的方式就是回避，避免出现混乱和不可预测的事情。提升对周围环境的掌控感可以大大缓解自闭症人士的焦虑。

> 我每次都去同一家商店，这样我能清楚地知道要买的东西放在哪个货架上。我就可以快速拿到想要的东西，再快速离开。

不过，这种应对方式也会产生问题，它限制了自闭症人士的活动范围和社会生活参与度，这可能解释了为什么自闭症人士常常会有重复刻板的行为。

有的自闭症人士还会选择一些特殊的眼镜来对抗让他们不舒服的视觉信息。

> 我会选择无框眼镜，那样我就不会被视野里的眼镜边框干扰了。

> 我每天都戴着彩色的透镜（colored lense/overlays），它能让我的阅读速度翻倍，让我看清人的脸和表情，与人保持合适的社交距离。

除了与成年自闭症人士进行访谈，澳大利亚昆士兰大学教育学院的学者们也倾听了自闭症儿童的讲述（Zazzi & Faragher, 2018）。他们给自闭症儿童展示了三幅有关教室的照片（教室的布置见表 3-1），让孩子们谈谈教室里的哪些视觉信息对他们的情绪、认知和行为产生负面影响，并用画出对不同教室的感受。结果发现，如果教室的色彩过于丰富（如教室 A），孩子们会容易分心。自闭症儿童更喜欢冷色调和空间的留白（如教室 B），绿色和浅棕色可能是很好的选择。自闭症儿童也往往难以忍受太拥挤的物品陈列（如教室 A 和教室 C），这会给他们带来信息过载的感觉。从孩子们的画中可以看出（见图 3-10），教室的色彩和元素过多会诱发孩子的负面情绪。但也有些孩子难以忍受过于空旷的空间，这可能诱发恶心、晕眩的体验。一个自闭症小女孩用手势比画着说："我想把它（教室 B）变得小一点，就一半这么大……"合适的空间大小可以让孩子们将所有事物尽收眼底，从而增强掌控感。最后，孩子们也关注教室物品的陈设能否很好地满足学习的需求。例如，有一个孩子指出教室 B 不利于他认真听讲和学习："老师写字的白板被遮掉了，这很糟糕……如果我坐在小椅子上，我根本看不到老师在做什么……"他提出要重新布置房间，比如把书架移到角落里，移除白板上的所有装饰物，并将桌椅正对着白板摆放。上述这些自闭症儿童的声音很重要，他们对教室的环境和布置的感受能帮助我们更好地设计个性化的舒适、安全且高效的学习场景。

表3-1 三个教室布置的描述

图 片	描 述
教室A	教室A有很多类型的家具，包括沙发、配了儿童塑料椅的桌子、开放式搁架、橱柜等。开放式搁架上摆满了各种大小和颜色的盒子、木箱，里面有书籍、工艺材料、游戏棋盘、玩具和植物。橱柜的顶部放有许多盒子和各种各样的材料，如玩具和植物。墙上装饰着海报和一些贴画，如硬纸板做的三棵大树。地板上铺着灰色的地毯，摆放着填充玩具，包括一只老虎和三只大青蛙。沙发上有一个绿色的垫子，上面有棕色、绿色和红色的格子花纹。
教室B	教室B的天花板是白色的，上面有荧光灯和网格状瓷砖。墙壁和地板也是白色的。地板上有一张浅棕色的垫子，垫子上摆着一张桌子，围着桌子放了五把椅子。右边有一个开放式搁架，上面有浅蓝色的小容器。搁架上还有蓝色的木箱，排列整齐，里面看不到任何东西。搁架的布置形成了通往教室门的走廊，并将教室区域隔开。墙上有一块白板，部分被架子和布告板遮住了。白板上方有一张字母表和一面旗帜。
教室C	教室C的家具、装饰和其他东西都是随意摆放的。纸张、书籍、盒子和其他材料随机放在地板上。单独的桌子（涂有各种颜色和文字）和椅子（黑色和黄色）都有轮子。家具上没有明显的图案。地砖是棕褐色的。窗帘上印有蓝色和紫色的花。墙壁是木板，上面贴着图片、日历、证书和其他纸张。桌子上堆满了书籍、塑料盒、纸板箱、其他纸张和设备。

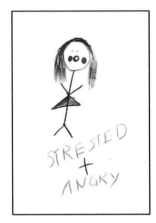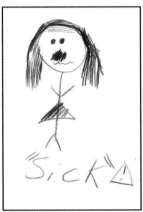

图 3-10　两位自闭症儿童的画

（图片来源：Zazzi & Faragher, 2018）

注：左图是一位自闭症儿童用画来表达自己对教室 A（色彩丰富、陈设拥挤）的感受。图中小女孩张着嘴巴，面颊通红，下方写着"充满压力、惹人生气"。右图是另一位自闭症儿童表达对空旷的教室 B 的感受。图中小女孩皱着眉，嘴边涂抹了浓重的黑线，下方写着"恶心"，并用感叹号强调了自己的感受。

自闭症人士回避眼神交流的威胁焦虑假说也从自闭症青少年和成人的自述中得到了验证（Trevisan et al., 2017）。在与他人进行眼神交流的过程中，自闭症人士报告了很多负面的情绪唤起，他们感到被冒犯，甚至觉得"与人对视无异于裸露灵魂的公开处刑"。自闭症人士难以通过眼睛传递和提取非言语社交线索，也不知道如何礼貌、得体地用眼神交流。为了克服这些困难，自闭症人士可谓绞尽脑汁，他们发展出一系列提高性和补偿性策略，以减轻日常社交活动带来的懊恼和不安（见表 3-2）。

在自闭症儿童的干预训练中，练习眼神交流是常见的内容。如果我们没有听到自闭症人士对于眼神交流的主观体验，我们怎么会知道

表 3-2 自闭症人士对眼神交流的体验及应对方式

自闭症人士对眼神交流的体验		自闭症人士如何应对此困难	
负面的情绪和生理体验	恐惧／焦虑	提高性策略	多加练习；暴露疗法
	头晕、流泪、心跳加速、颤抖等躯体反应		观察和模仿
	生理性疼痛		暗暗记时：确保合适的眼神交流时长（2—5秒）
感到被冒犯	感觉自己的灵魂裸露出来，被公之于众	补偿性策略	分心，减少对眼神交流这一过程的刻意关注
	羞于传递私密的信息		关注非眼睛区域（如鼻子、嘴巴），作为一种替代
	眼神焦虑，仅限于亲密的人		采用言语和非言语的信号来表达自己对谈话的兴趣（仿佛在告诉对方，"我没跟你进行眼神接触并不代表我没有认真、投入地和你交流"）
感觉过载	眼神交流带来能量的耗竭		向对方承认自己无法进行眼神交流
	无法同时加工视听信息：眼神交流使言语理解的通道关闭了		改变与对方的相对位置（如并排坐），从而避免眼神接触
非言语信息交流的困难	不知道如何礼貌地与他人进行眼神交流		模糊焦点，让眼睛失焦
	不自然、笨拙而局促、尴尬		策略性的眼神接触：如只在对话刚开始时和结束时，在这些关键的时间节点进行眼神交流
	难以解读他人眼神传递的信息		
	难以通过眼神准确地传递自己的社交意图		

（表格来源：Trevisan et al., 2017）

眼神交流可能会让他们信息过载，从而影响听觉言语理解的过程？我们又怎么会知道眼神交流对部分自闭症人士来说会产生被冒犯的感觉呢？面对这些问题，进行深度访谈是非常必要的。

对于过度焦虑、敏感的自闭症人士，我们不必强求眼神交流，可以帮助他们发展一些补偿性策略；而对于存在非言语信息交流困难的自闭症人士，我们可以多教他们一些约定俗成的社会准则和规范，鼓励他们在日常生活中多多练习。

与视觉相关的训练

对于语言发育落后、存在沟通困难的自闭症儿童，视觉辅助工具（visual aids），如图片、玩具、绘本等，可以作为日常生活中教育和训练的补充，促进亲子间的理解和交流，提高互动参与度，降低自闭症儿童出现问题行为的可能性，是国内外多个自闭症临床指南推荐的干预手段。

有些自闭症人士会被我们称为"视觉思考者"。如知名的阿斯伯格综合征患者、动物学博士坦普尔·葛兰汀在她的《用图像思考》（*Thinking in Pictures*）一书中提到，自己会将语言文字自动转换成图片来加工："当有人跟我说话时，他们的话语会立即转化成一系列生动的图像，所以我的思想就像一幅幅连续的图像，而大部分人的思考都基于语言输入。"可以认为，视觉图表或物体可能帮助自闭症儿童快速掌握、理解知识和规则。

常见的视觉训练策略如下：

其一，目光短暂或回避眼神接触的训练方法。

· 利用儿童喜欢的玩具或事物延长目光对视。如将儿童喜欢的东西放到面前，诱发共同注意，只要儿童根据指令观看就给予奖励。

· 玩象征性的假装游戏或躲猫猫游戏，在游戏中吸引儿童与人对视。也可以选择儿童更感兴趣的其他游戏。

其二，专注时间过短或过长的训练方法。

· 专注时间过短，眼神飘忽不定：可通过涂颜色、仿画、走迷宫等方法训练专注力。

· 专注时间过长，长时间盯着同一个地方：可以利用儿童的爱好拓展其认知面，如将喜欢的物件作为转移注意的强化物。

其三，缺乏追视能力、视觉广度差的训练方法。

· 戳泡泡游戏。吹一个泡泡，要求儿童用眼睛追踪飘动的泡泡，等待指令用手指戳破它。

· 手电筒游戏。在黑暗的房间中手持手电筒，将光照在地板上、墙上、天花板上，并沿着不同方向移动，画出不同的图形。图形可以由易到难（简单的如水平或垂直的直线，难的如圆形、正方形、菱形等），让儿童观察画出的是什么图形。也可以根据儿童的能力调整光线的移动速度。

· 寻宝游戏。即寻找藏起来的物品。

· 连线游戏。让儿童用铅笔将随机散布的数字 1—9 按从小到大的顺序连起来。

·其他游戏。摇动小旗子，向上拍氢气球，在此过程中观察儿童的视觉追踪。成熟的视觉追踪是头部不动，眼睛灵活、流畅地向各个方向追踪。

其四，视觉辨别力、观察力的训练方法。

·物体配对。从简单的单一属性开始学习（如颜色、形状），掌握后进行实物配对，如形状配对、颜色配对、整体和部分配对等。

·辨认熟悉人物的面孔。通常从爸爸妈妈的照片开始，也可以给儿童照镜子，使其辨认自己的面孔和身影。

·辨认生活中的常见物品，如动物、植物、蔬菜、水果、家具、餐具、生活用品等。

其五，视觉记忆的训练方法。

·记忆配对。凭记忆寻找一样的图片、物体。数量从少到多，慢慢增加难度。

·拼图。指出动物拼块的正确位置并完成拼图。

·杯下寻物。将不同的物品放在不同的容器中，引导儿童寻找。

·记忆仿画。先展示一张画有苹果、积木等物品的画，让儿童观察一段时间，然后将画收回并让儿童凭记忆画出来。

·"什么不见了"游戏。在桌面上摆放积木、水果等儿童熟悉的东西，收走一样，然后问儿童："什么东西不见了？"

其六，改善视觉空间信息和顺序混乱的方法。

·整理、分类和有序地摆放物体。将不同类型的物体归类，放到特定的位置。同时，家长也需要给儿童营造一个整齐有序的家庭环境，这能够提高儿童的注意力和积极情绪。

·分割。若一次性呈现的信息过多，我们可以人为地将其切分成便于儿童理解的部分，如对文字信息分段，分割空间区域，等等。

·固定。通过粘贴、捆绑等方式将任务中的某些材料固定，便于儿童操作。

视觉工具指那些看得见、摸得着的实物，它们既可以帮助自闭症儿童理解外部的物理和社会世界，也可以帮助理解一些抽象的概念，如时间的流逝、行为背后的情感和意图等。视觉工具既包括传统的物件，如照片、玩具、卡片等，也包括新型的高端科技产品，如 iPad 等电子设备，它们可以给孩子提供可视化、结构化的学习材料。视觉工具可以单独使用，当然最好是搭配其他手段，融合到应用行为分析、社交训练、语用沟通训练等干预方案中。

自闭症儿童难以理解基于语言的、抽象的任务和指导方法。相比之下，他们的视觉空间能力和机械记忆存在优势。而视觉辅助工具将社交、沟通、学习和模仿任务视觉化、结构化，可以帮助他们对抗面对变化莫测的世界时产生的焦虑感。英国玛格丽特女王大学的研究团队总结了 12 种常见的视觉辅助工具（见表 3-3）。可以根据孩子的发展阶段、独特的认知风格、优势和挑战，在家庭环境、学校和康复机构中选择合适的视觉工具和方法，使自闭症儿童不断进步和成长（Rutherford et al., 2020）。

表 3-3　12 种常见的视觉辅助工具

视觉辅助工具名称	作用和使用场景
1. 提高日常生活的可预测性和宜人性，促进自闭症儿童对时间和顺序的理解	
可视化日程安排	按发生顺序显示每天活动的图片和文字，帮助孩子"预知未来"，了解即将发生的事或需要完成的任务。引入日程提示可以减少焦虑和沮丧，提高孩子的独立性，是结构化教学法的重要工具
计时器	帮助孩子了解某项任务或活动的持续时间
视觉标签、视觉澄清	通过标注、颜色、文字等方式强调重点信息，明确位置，有点类似于交通信号
2. 作为沟通过程中的辅助材料，促进自闭症儿童的语言理解和交流	
提示性实物或照片	帮助自闭症儿童理解（如外套的照片意味着即将出门）
选择卡 / 选择板	让自闭症儿童用手指指出或者挑出心仪的选项，安排接下去的活动（如看电视、玩玩具、吃饭等）
日程活动转换卡	让自闭症儿童明白何时应该做下一件事
图片交换沟通系统	一种辅助和替代性沟通系统。刚开始自闭症儿童被训练用单张图片交换自己想要的物件，然后逐步掌握运用图片、句子或者其他形式满足自己的需求
3. 帮助自闭症儿童理解社会规范	
奖励物	可以是笑脸、代币等，自闭症儿童做出期望的行为后给予奖励
社交故事 / 动画卡片	用图片、漫画式对话、读本等向自闭症儿童呈现常见的社会场景（如幼儿园、看牙医、操场活动），并教授相关的规则，帮助他们理解周围的社交环境及他人的想法。情境多集中在社会交往、生活自理、情绪和行为等领域

续　表

视觉辅助工具名称	作用和使用场景
科技辅助的视觉工具	通过 iPad、iPod 等呈现一些日常场景的动画，帮助自闭症儿童理解活动规则
4. 促进不同环境中的照料者（如家长、治疗师、幼儿园老师）共享自闭症儿童的信息，提高跨情境的养育一致性	
儿童信息牌	将自闭症儿童的喜好、反应风格、交流方式等写在卡片上，帮助新环境中的照料者更好地了解孩子
家校日记	促进家校沟通，帮助成人提供自闭症儿童喜爱的、可预测的生活环境

小结

· 自闭症人士的视觉注意偏好加工细节，但往往会错失全局信息。这种视觉注意模式让他们在某些任务中表现出色，同时损害了在需要顾及全局的社会场景中的正常功能。

· 自闭症人士难以理解、追随他人的目光，会回避眼神接触和社会信息，对生物运动的识别和偏好存在问题，这会进一步加重社交沟通障碍。

· 我们眼中稀松平常的世界，对自闭症人士来说可能充满压力和不适。家长和训练机构可以采用一些策略和辅助工具，改善自闭症人士的视觉体验。

第四章

给我一个安静的世界：
自闭症人士的听觉体验

2019 年 6 月，美国纽约卡梅尔高中正在举办一场暖心的毕业典礼。一位患有自闭症的男孩杰克·希金斯（Jack Higgins）需要上台领取毕业证书，刚开始时他是捂着耳朵走进会场的，因为他担心难以承受充满欢呼和噪声的场合。但在希金斯上台的那一刻，全场出乎意料地安静，大家以无声的方式鼓掌，默默地挥手向他致意。希金斯在发现大家都没有发出声音后，将捂着耳朵的手慢慢放下……原来，希金斯的妈妈芭芭拉（Barbara）深知自己的孩子患有自闭症，对听觉信息异常敏感，她担心希金斯在毕业典礼上会感到不适，但她又认为这是希金斯一生一次的宝贵回忆，不想因缺席而造成终身遗憾。在举办典礼之前，芭芭拉发电子邮件给卡梅尔高中的校长，告知希金斯的特殊状况，希望校长能请大家一起配合，在希金斯上台时降低音量。校长欣然答应，所有人也积极配合，便出现了典礼上温馨的一幕。

有很多自闭症儿童和希金斯一样，听觉系统过于敏感，难以接受生活中正常的声音，常常捂住耳朵，关闭感官通道以自我保护。不过，自闭症儿童的声音世界里也不全是恼人的噪声，有部分自闭症儿童一旦沉浸在音乐世界里，就像换了一个人，他们在音律和节奏方面有极高的天赋。例如，一个 2 岁被诊断患有重度自闭症，6 岁才开口说话的中国男孩韦一哲，用音乐打开了自己封闭的世界，成为"艺术天才"，被媒体多次报道：韦一哲 12 岁开始学弹钢琴，2 年后钢琴过了 8 级，5 年后过了 10 级，17 岁开始自己作曲；双排键、吉他、贝斯，样样拿手，在各种乐器大赛中斩获奖项。韦一哲拥有绝对音高，能够迅速听出钢琴有几个音阶，音键准不准，问题出在哪里。在妈妈的鼓励和支持下，他选择了钢琴调律师这个职业。自闭症孩子兴趣狭隘、刻板、执着的特质，反而让他们在工作时能做到非常专注，恪守自己的标准。韦一哲调律时不管有多难，绝不会偷奸耍滑，一定要调到符合专业标准才行。虽然他在与客户沟通、情绪管理以及适应环境方面仍表现不佳，但人们相信他能凭借热爱和天赋越走越好。

不管是希金斯还是韦一哲，他们的听觉世界都和大多数人不一样。接下来，让我们详细了解一下自闭症人士怎么处理日常生活中形形色色的声音、语言和音乐吧。

基础听觉功能的改变

像视觉一样，自闭症人士的基础听觉功能已有所改变。他们辨识音高变化的能力更强，对日常生活中的噪声更敏感，听觉空间定位的能力较差（不会在听到声音后将头转向声源处）（Thye et al., 2017）。自闭症儿童的大脑听觉皮层及与听觉相关的白质纤维束在人生头两年过度发展，随后又出现发展停滞，发展轨迹异于正常儿童。医学中用于听觉功能筛查的听觉脑干诱发电位（auditory brainstem response, ABR），通过头皮电极记录听神经和脑干通路对于瞬态声音信号的一系列短潜伏期（通常出现于呈现声音刺激后 10 毫秒内）的听觉诱发反应。自闭症高危婴儿的 ABR 潜伏期更长，这说明他们听觉系统发育不良，这与儿童期的社交沟通缺陷及重复刻板行为相关。

自闭症人士对听觉信息的时间感知比较迟钝。判断快速呈现的听觉信号在时间上的先后顺序，判断每个信息单元的持续时间，这些能力虽然基础，但对于我们日常生活中的语言沟通和社交互动非常重要。试想，言语不就是一串按照时间先后顺序排列起来的特殊音符吗？来自美国范德比尔特大学的研究团队发现，自闭症儿童在判断两个声音的先后顺序时，中间需要间隔更长的时间才能准确判断（Kwakye et al., 2011）。与之类似，当他们需要判断两个快速先后呈现的声音之间是否存在静默的空隙时，也需要更大的时间间隙才能觉察到（见图 4-1）。更差的听觉时间感知能力与自闭症儿童更差的语言能力相关（Foss-Feig et al., 2017）。

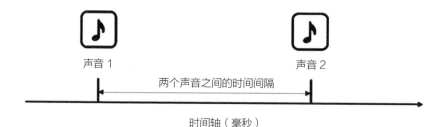

图 4-1 听觉时间感知任务

注：快速呈现两个声音，判断声音 1 和声音 2 的先后顺序，或者判断两个声音之间是否有间隙。而两个声音之间需要有更长的时间间隔，自闭症儿童才能准确判断。

捉襟见肘：识别和理解语言的能力不足

很多自闭症儿童语言发育落后，甚至有高达 30% 的此类儿童毕生没有口语交流能力。在人生的头一年，自闭症高危婴儿（如家中有哥哥或姐姐已被诊断患有自闭症）往往被照料者认为是更安静的婴儿，在 6—12 月大时更少自发地发出咿咿呀呀声以及一些前语言的声音。到了两三岁，儿童还迟迟不肯开口说话，是促使父母就医的重要原因。

　　语言能力异常的背后，可能是自闭症儿童听觉系统的结构和功能出了问题。比如，刚出生不久的普通婴儿就能识别妈妈的声音；相比于自然界或人造的物体的声音，他们也更喜欢听人说话的声音。这种对言语信息的偏好在自闭症高危婴儿中却没有被检测到，而这样的孩子未来也更可能出现语言发育迟缓的问题。再如上文提到的，自闭症儿童能非常准确地区分不同声音的音高，这是他们在声音加工方面的优势，但这种优势只表现在对非言语声音的音高辨别上，当需要识别言语信号的音高变化（如中文词汇的语调）时，自闭症儿童的表现不及普通孩子。这说明过度关注环境中声音的音高变化会使他们无法选择性注意更重要的言语信息。

　　另一个常见于自闭症人群的言语加工障碍是他们难以从一堆杂乱的环境声音中快速识别出具有社会意义的目标信号，这就是"听觉场景分析"（auditory scene analysis）或者"听觉流切分"（auditory stream segregation）方面的能力缺陷。有研究者指出，听觉场景分析能力的减弱，可能是由于自闭症人士的脑干听觉核团和大脑听觉皮层的功能出现了问题，他们的听觉系统内部噪声更大，无法准确感知外部的声音随时间变化的特征（即时间包络），因而难以将不同的声音流分割出来（Yu & Wang, 2021）。另外，当言语信息淹没在嘈杂的背景音中，自闭症人士也需要更高的信噪比才能识别出言语信息。噪声环境中的言语识别需要结合语境进行，这一过程既需要高级的语言和认知皮层（如额下回）自上而下地调控听觉皮层，又需要额叶和颞叶等不同大脑区域协调工作以完成言语理解。

　　我们日常生活中的口头语言可以由简单到复杂分成三个不同的层

次。第一层是最基础的元音。为了测量自闭症儿童识别元音的能力，我们给他们呈现一系列连续的重复元音（如 /a/，/a/，/a/……），在这串序列中偷偷混入一些不太一样的声音，如改变元音 /a/ 的音高、持续时间和响度，或者干脆把 /a/ 换成 /o/，然后用脑电设备记录自闭症儿童的大脑活动，看看他们能否区分浑水摸鱼的"异类"（该实验在心理学中被称为"oddball 范式"）。结果发现，与普通孩子相比，自闭症孩子对同一种元音的音高等物理属性的改变更加敏感，却没有办法很好地区分不同的元音，这可能会进一步影响他们对语言的理解。

言语信息的第二层次是元音和辅音相结合的音节，它比单纯的元音更复杂，包含更多时间上快速变化的声音信息。同样采用 oddball 范式，保持元音不变而改变辅音（如 /ba/-/ga/，/ta/-/ka/），我们发现自闭症儿童区分不同辅音的速度更慢，这能预测他们后期语言理解和表达能力的发育不良。此外，大部分普通孩子在加工音节信息时有明显的大脑左半球优势（即相比于右半球，我们的左脑在处理语言信息时占主导地位），而自闭症孩子的语言偏侧化存在异常，他们左半球的言语处理工作效率不高，可能需要调用右半球的资源来补偿。

言语信息的第三个层次是词汇和句子。与简单的元音或音节不同，这一层次的言语信号可以传递语义信息。自闭症孩子的脑电波在呈现真词和假词时区分度不高，且没有在识别真词时表现出更强的左半球优势。在句法结构方面，自闭症孩子的语句一般是简单且不完整的，很少使用"因为""所以"这样的关联词，在疑问句和被动语态的使用上也常出现问题。通过耳机给人们听一个句子，如果在句子的末尾或者中间替换一个"奇怪"的不合语义的词汇（比如"狗狗是一种可爱的*植物*"），普通人的脑电波活动中能监测到一个潜伏期约 400

毫秒的负波，一般被称为"N400"，这一波形反映人们对违反预期的语义信息的识别。但不同年龄段的自闭症人士在完成这一任务时，N400 波有偏小的趋势。若采用"视觉＋听觉"的任务，呈现一幅图片时搭配上相应的听觉言语信息，当两者不匹配时，自闭症人士的N400 波也比普通人波幅更小，潜伏期更长。

这些都提醒我们，自闭症人士处理复杂的语义信息时会有点"捉襟见肘"，尤其表现为他们难以结合语境信息推测更可能出现的合理的词汇，这会影响他们在日常生活中与他人顺畅地沟通和交流。

最后一个听懂笑话的人：难以识别的情感韵律

我们有时会对一个人说话的方式作出评价，比如，"你这个人说话阴阳怪气的"。的确，我们会喜欢或讨厌某些人说话的腔调。当我们谈论腔调的时候，我们到底在谈论什么？在心理语言学中，这其实属于韵律（prosody）的范畴，它既包含音高和响度的变化，又包含音节、词汇和短语的长度和重音变化等。有些韵律可以帮助我们识别对方的情感和态度，这被称为"情感韵律"。除此之外，还有一些韵律蕴含语言学信息，如句末升调代表疑问的语气，音调参与音调语言（如普通话有四个声调）的词汇加工，等等，这些韵律被称为"语言韵律"。

自闭症人士的语言韵律加工能力尚可。和普通人一样，他们能够分辨出一段录音是平淡而机械的朗读，还是充满节奏感的现场演讲，也能分辨出一句话的停顿以及重音是否自然，但他们从韵律中提取情感信息的能力却存在很大的问题（Zhang et al., 2022）。例如，当需要判断一些无意义的音节带着怎样的情绪（如惊讶、高兴）时，自闭症人士犯错的概率更高。尤其是备选的干扰项很多时，他们更容易不知所措。若在一堆中性语气的单词序列中混入含有愤怒或悲伤等负面情绪语调的词汇，自闭症人士也很难有效地识别两者的差异。对于一些更复杂的情绪，如对含有讽刺、轻蔑等情绪的声音进行韵律识别，自闭症人士更是会满脸问号。

请大家想象这样一个场景：小明和小红的面前摆着两件款式相同但颜色不同的 T 恤。小明对小红说："我知道你特别喜欢粉色的 T 恤，讨厌黑色的。但是试试看呀，说不定黑色的 T 恤穿上也很好看。"这时，小红的反应有两种。其一，真实的意图和字面上相同，表示否定："不，你知道我最讨厌黑色了！"其二，真实的意图和字面上相反，带着反讽的语气："好啊，你知道我有多'喜欢'黑色吗！？"（音调降低；语速变慢；"喜欢"一词重音，表示强调。）

在这一场景中，人们需要根据小红的反应来预测她最终选择粉色还是黑色的 T 恤。大家可能都知道，两种情况下小红都会选择自己喜欢的粉色 T 恤，因为第二种情况下她只是在正话反说，这种信息可以通过她说话的情感韵律传达出来。但自闭症人士常常无法正确地完成这个任务，他们只能从字面上解读一句话的内涵，认为第二种情况下小红既然说了喜欢黑色的，她就会挑选黑色的 T 恤。难以识别情感韵律会进一步损害自闭症人士的社会交往质量：他们可能很难理解朋友间的戏谑和玩笑，成为最后一个听懂笑话的人；也很难分清什么是真诚夸赞，什么是笑里藏刀的讽刺，被身边的人嘲笑情商低下。

我们有什么办法可以帮助自闭症人士提高他们的情感韵律识别能

力呢？一些研究者发现，如果在任务过程中提醒自闭症人士要格外留意说话者的语调和语气，他们是可以成功识别出正话反说式讽刺的。这似乎告诉我们，自闭症人士只是对韵律的"自动"加工出现了问题，如果付出额外的注意和认知努力，他们有可能胜任情感识别任务。作为老师和家长，我们可以多提醒自闭症孩子关注微妙的社会情感线索，少一点字面理解，这可以帮助他们在社会互动中表现得更出色。

自闭症人士的音乐感知

音乐和语言一样，都是人类将自己的身体作为一个发声体来表达思想和感情的工具，它贯穿于整个人类文明演化的历史，也普遍存在于每一种文化中。听舒缓的轻音乐可以让我们躁动的心平静下来，听贝多芬的交响乐可以让我们激动，甚至头皮发麻，全身起鸡皮疙瘩。音乐拥有跨国界的力量，可以让世界上不同角落的人产生情感的共鸣。除了可以影响我们的情感，音乐还可以改变我们的认知。大家一定都听说过，有些孕妈妈做胎教时会听莫扎特的音乐，希望生出更聪明的宝宝。胎教音乐的效果虽然仍然存疑，但并不是全无道理，大量研究发现，音乐训练的确可以让我们变得更聪明，让我们的大脑变得更年轻。音乐家的大脑结构、功能连接和正常人不同，他们拥有更强的阅读能力、执行功能和言语加工能力，在嘈杂环境中能更准确地识别对方在说什么。

让人惊喜的是，自闭症人士虽然在言语信息处理上逊人一筹，但他们对音乐的敏感性与常人无异，甚至会更强（Hernandez-Ruiz et al., 2022）。同一个词汇或者一句话，说出来和唱出来对自闭症人士来说大有不同，音乐可以点亮他们大脑的更多区域。音乐训练作为一种新型的自闭症干预手段，也获得越来越多研究证据的支持（音乐治疗在"与听觉相关的干预"一节会详细介绍）。自闭症人士在感知音乐时，是否与其他人有不一样的加工模式呢？

　　首先，在自闭症人群中，尤其是在智商正常的自闭症亚组人群中，拥有绝对音高能力的比例要高于普通人群。绝对音高是指在没有标准音参照的情况下，能够对听到的乐音音高进行准确命名或分类的能力。普通人群中拥有绝对音高能力的人寥寥无几，不超过万分之一，而在高功能自闭症青少年群体中，该比例高达 11%（DePape et al., 2012）。其次，自闭症人士在识别和加工旋律时也和普通人表现不同。当连续的音乐响起，根据乐音音高的走向而形成的可以在五线谱上画出来的直线或曲线叫"旋律线"（见图 4-2）。旋律线轻微改变时，患有自闭症的儿童和青少年能比同龄人更快、更准确地察觉。当局部的一小段旋律和整体旋律的变化趋势不同时（如局部升调，整体降调），他们也不会受这种不一致的干扰，仍能快速识别局部旋律的变化模式。此外，若把一段旋律嵌入一整段干扰性音乐中，他们依旧能以超出常人的速度将目标旋律抓取出来。这些证据都支持自闭症人士在处理音乐时，有明显的局部和细节加工偏好，更少关注整体的音乐信息。

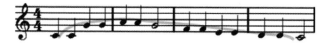

图 4-2　旋律线示意图

（图片改编自：Dunlop et al., 2016）

在音乐加工过程中，对乐音是否和谐的判断也非常重要。当我们改变一段音乐的尾音，要求人们判断它是否和谐时，自闭症人士的表现往往与普通人没有差别。相信大家还记得，在完成相似的言语信息语义预期违反任务时，自闭症人士的表现可是不尽如人意的。有研究者认为，自闭症人士在处理音乐信息时可能使用了某些代偿的认知策略，使他们有正常的表现。但这种策略究竟是什么，还有待进一步探究。

自闭症人士虽然难以从言语中抽取情感信息，但他们从音乐中体验情感的能力丝毫不逊色。不管是在实验室中对听到的音乐进行情感打分，还是通过问卷自我报告日常生活中听音乐时的情绪体验，自闭症人士均和多数人表现相似。有意思的是，即使在行为层面看不出自闭症人士和普通人的差异，脑活动以及外周生理反应（如呼吸、心跳、皮肤电等）却显示他们对音乐，尤其是快乐的音乐，有更高的情绪唤起，且这种情绪反应更难随着时间进程而消退。这提醒我们，部分自闭症人士对音乐有痴迷倾向，音乐相比于言语可能是一个更好的与他们交流的工具。

自述：无处不在的"恼人"声音

对日常生活和周围环境中声音的容忍度下降，是自闭症人士常见的感觉信息处理问题，有高达 50%—70% 的自闭症人士体验过或正在承受听觉过度敏感带来的困扰。日本的和田诚博士（Makoto Wada）团队通过大样本的网络问卷调查发现，对于患有发育障碍的人，与听觉相关的问题是所有感觉通道问题中最令人痛苦的一种

（Wada et al., 2023）。他们的听觉过度敏感在儿童期便显现出来，与儿童的破坏性和冲动行为（如自伤行为）相关，且往往持续到成年期也难以消退。为了回避这些无处不在的"恼人"声音，自闭症人士只能选择放弃一些重要的家庭、学校或社区的活动，甚至阻碍他们去嘈杂的诊所寻求医疗和心理援助。听觉过度敏感给他们的正常生活带来极大的挑战。

根据自闭症人士的描述，容易让他们烦躁不安的声音主要是那些响度较大的、尖锐的、突然发出的声音，包括电话铃声、狗叫声、小孩的哭声、电视节目声、建筑工地的噪声、商场嘈杂的人声，等等（Landon et al., 2016）。这些声音正常人不会在意，觉得稀松平常，自闭症人士却可能觉得极其吵闹，耳膜甚至会有生理性疼痛。随着一个声音响度的升高，部分自闭症人士感知到的"心理响度"会更陡峭地攀升，很快达到一个忍耐极限（见图4-3）。对声音响度

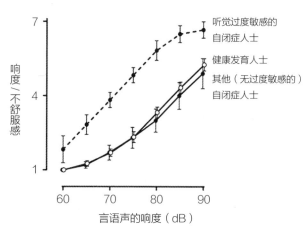

图 4-3　部分自闭症人士的听觉过度敏感
（图片改编自：Dunlop et al., 2016）。

的知觉改变可能与听觉系统（如脑干、下丘、大脑听觉皮层）的感受性改变相关。

　　一些特定的声音，如时钟的滴答声、敲键盘的声音、人们吃东西的咀嚼声、擤鼻子的声音，也可能引起自闭症人士的不适，这被称为"恐音症"。即使上述特定声音的音量很小，也会像扳机一样迅速引爆恐音人士的负面情绪（Williams et al., 2021）。例如，人类学家罗伊·格林科（Roy Grinker）详细描述了他患有自闭症的女儿对一些具体声音的反应（Grinker, 2007, p. 299）："她讨厌某些声音，比如婴儿哭泣、汽车在安全带没有系好时发出的报警声或者浴缸排水的声音。她听到这些声音时会很激动，把手捂在耳朵上好挡住声音。她听到我清嗓子，或者有人说与洗澡有关的词语，如洗澡、淋浴或洗发水时，也会有类似反应。"

　　有理论认为，恐音症的起源可能是人们过度关注某些特定的声音，条件反射式地将这些声音和不好的情感体验联系起来。他们大脑中主管情绪和记忆的海马体和杏仁核，以及负责注意导向的脑区（如前扣带回、前侧脑岛）在听到反感的声音时会有强烈的激活。

　　听觉过度敏感引发自闭症人士严重的负面情绪反应。有 23% 的自闭症儿童存在对特定声音的恐怖症，他们描述声音时最常提到的词就是"害怕""焦虑"和"紧张"。

　　有家长这样描述自己患自闭症的孩子听到不喜欢的声音时的反应：

　　　　商场内熙熙攘攘的人声让他好像被锁进一个笼子里，声波像炸弹一样轰炸着他……

……声音对我的孩子来说是让人疼痛的，他总说自己的心口像被打了一拳，这会让他变得非常愤怒。

他说听到锤击的梆梆声和电钻的声音，就像心里燃起了一把火，憋得他想爆炸。但坐在教室里又不能发作，只能不停地嘟嘟囔囔："求求了，安静一点吧！"

我的孩子会拿头一下一下地撞墙，好让自己平静下来。直到声音消失了，他才会停止……

听觉过度敏感还会使自闭症人士分心，难以集中注意力，这对他们的学习和工作来说都无疑是一个坏消息。

（听到不喜欢的声音时）灵魂好像脱离了我的身体，我完全无法思考。我的身体接管了我的大脑，一切都不受意识的控制了……

环境噪声对注意力的干扰还会影响自闭症人士的社交活动：

有一群人在场的时候，我根本没办法好好跟人说话。这更像一场大混乱，有这么多对话。我能听到噪声，也能听到不同人的说话声，但我无法隔离旁边的人。每个人的声音都一样响，我根本听不到对方在说什么……

面对听觉敏感带来的痛苦，自闭症人士以及他们的照料者是如何应对的呢？

最常见的策略是回避，如捂住耳朵，塞上耳机，尽量待在安静的卧室里，等等。有的自闭症人士还会在房间的墙壁上装上特殊的消音材料，使用声音更小的电风扇、电话、吹风机等家用电器。那些突然出现的、不受控的声音对自闭症人士来说尤其恼人，因而他们会尝试提高自己对周围声音的掌控感：

> 我真的很喜欢音乐，所以在白天会尽可能随时随地听音乐，包括工作期间、乘坐公共交通工具和购物的时候。我喜欢完全控制我听到的声音和音量。我听特定的音乐，还会连续数周只听某个乐队的几首歌曲。

自闭症孩子的家长也有一些应对小妙招。尼科尔·谢雷尔（Nichole Scheerer）博士的研究发现，家长们最常使用的策略包括：提前做好准备，提醒孩子可能听到的声音（94.3%）；带孩子离开吵闹的环境以休息和平复情绪（83.0%）；回避吵闹的环境（81.8%）。他们认为效果最好、最让孩子满意的策略则是戴上降噪耳机并播放音乐（48.1%），或者只是戴上降噪耳机，并不播放音乐（30.7%）（Scheerer et al., 2021）。

为了给听觉过度敏感的自闭症人士营造一个舒适的世界，我们以及整个社会可以做些什么呢？首先，部分自闭症人士在处理感觉信息时的确和我们有不一样的感受敏感性，我们对此持有理解和包容的态度是很重要的。在嘈杂的环境中，当自闭症孩子出现一些看似怪异的举动，如摇头晃脑，上下蹦跳，低头摆弄手里的玩具，等等，我们不要投以奇怪的目光，这可能只是他们对抗听觉敏感的策略，这些动作可以帮助他们恢复平静，集中注意力。

其次，我们可以提供一些力所能及的帮助。就如本章开头提到的温馨的无声毕业典礼，就是普通人在用行动表达对自闭症人士的关

表 4-1　自闭症孩子的家长经常采取的策略及对其的满意度

策　略	被多少家长使用（%）	家长的满意度（%）				
		非常满意	基本满意	一般	不太满意	很不满意
事先提醒	94.3	26.5	32.5	26.5	8.4	6.0
休息和平复情绪	83.0	35.6	37.0	23.3	4.1	0.0
回避吵闹的环境	81.8	22.2	38.9	22.2	12.5	4.2
戴上耳机听音乐	59.1	11.5	38.5	21.2	11.5	17.3
使用耳罩	54.5	18.8	35.4	29.2	12.5	4.2
戴普通耳机（无音乐）	43.2	18.4	10.5	18.4	18.4	34.2
用耳塞（入耳式）	42.0	2.7	16.2	32.4	18.9	29.7
戴消音的头戴式耳机（无音乐）	37.5	36.4	21.2	18.2	15.2	9.1
播放白噪声	35.2	29.0	16.1	29.0	6.5	19.4
戴消音的头戴式耳机（有音乐）	30.7	48.1	18.5	18.5	11.1	3.7

爱。自闭症孩子的家长也发出呼吁和恳求，希望这个社会能做出一些改变：公共空间如教室、公园、商场、餐厅、公共卫生间等，是否可以变得更安静些？是否可以多提供一些专业心理咨询师的支持，教给孩子更好的应对策略，也帮助家长更好地处理孩子的听觉敏感问题？有些孩子觉得戴耳机或用耳塞会很难受，有没有可能生产出更舒适的耳机或隔音设备？

与听觉相关的干预

目前临床实践中应用比较广泛、与听觉相关的干预手段主要包括听觉统合训练、语言训练和音乐训练。

听觉统合训练（auditory integration training），最早由法国医生盖伊·伯纳德（Guy Bernard）开创。考虑到有些自闭症儿童在感受自然界的声音时，会对某些频段的声音过度敏感，进而导致认知、情绪和行为方面的问题，听觉统合训练依托听力系统训练仪（digital auditory aerobics, DAA），有针对性地过滤和降低敏感频段的声音，加强对正常频段声音的反应，帮助孩子更好、更快地筛选有效信息，使得他们的大脑对各个频段声音的感应达到均衡，达成改善社交沟通能力的目的。训练开始前，需要先采用"纯音听阈"测试任务确定孩子的超敏频段。若儿童年龄过小，无法配合，则可以通过观察儿童在听到各个频段的声音及各种音量的情况下，有无捂耳、尖叫或逃跑行为来确定超敏频段。在随后的训练中，自闭症儿童会在安静的房间里，戴上耳机聆听经过特殊处理的宽频音乐，其中超敏频段被过滤掉。整个训练一共持续 10 天，每天训练 2 次，每次半小时。训练 5 天后，儿童需要重新进行听力测试以确定原先的敏感度是否下降，以及是否有新的超敏频段出现并及时调整。听力系统训练仪可以过滤掉让自闭症儿童不舒服的超敏频段，给儿童听过滤和整合后的音乐，以此提高其听觉信息处理能力。

澳大利亚的学者亚什万特·辛哈（Yashwant Sinha）在 2011

年做过一项元分析，发现没有足够的证据支持听觉统合训练对自闭症儿童有良好的干预效果（Sinha et al., 2011）。但是该训练在我国仍然非常热门，也受到临床医生、康复师和家长的欢迎。此外，科研界也涌现出越来越多的随机对照试验进一步考察听觉统合训练的疗效。山东大学济南儿童医院的研究团队针对我国的研究现状完成一项更新版的元分析（Li et al., 2018），纳入 13 篇相关的干预研究，共涵盖489 名参加听觉统合训练的自闭症儿童以及 487 名对照组自闭症儿童（对照组参与常规的康复治疗或未参与任何干预训练）。他们发现，相比于对照组儿童，参与听觉统合训练的儿童在训练结束时其自闭症症状得到明显改善，运动、语言、社交、情绪、睡眠以及自理能力均好于对照组，且这种效果可以持续至训练结束的数月之后。其中的 7项研究还发现，干预组儿童的智商得分在训练结束时也显著高于对照组儿童，这提示我们听觉统合训练有改善儿童的认知水平的潜力。这些证据给了我们信心，相信听觉统合训练会帮助到越来越多听觉过度敏感的自闭症儿童。

针对自闭症儿童的语言训练没什么特别之处，与其他语言发育迟缓的儿童一样，主要采用自然发展行为干预的原则，"缺哪儿补哪儿"。首先，我们先需要了解儿童的语言起始水平，是无语言、严重的仿说，还是句法结构不成熟，无法掌握音调或代词混淆，等等。针对儿童的水平，拟定个性化学习目标，循序渐进，并实施教导生活用语优先的实用性原则。训练过程中，对于无语言的儿童，可以采用语言训练操，锻炼发音的肌肉运动能力；对于仿说的儿童，可以利用强化物刺激儿童，激发他们语言模仿的兴趣；对于其他能力稍好些的儿童，则需要强调情境对语言交流的重要作用，让他们在不同的场景表达自己的需求，理解他人所说的话。读者若对语言训练的原则和流程感兴趣，可以进一步阅读《语言行为方法：如何教育孤独症和相关障碍儿童》（作者：玛丽·林奇·巴伯拉、特蕾西·拉斯穆森）一书，针对如何帮助特殊儿童发展良好的语言和表达技能，该书提供了大量信息。如何进行语言训练并非本书的重点，这里不再赘述。

与听觉相关的另一类干预是音乐治疗，它成本低、伤害小且效果好，在自闭症人群中越来越受到关注（Ke et al., 2022；邵志，等，2020）。如前所述，音乐可能是通向自闭症人士心灵的一把钥匙。相比于语言，很多自闭症人士都对音乐更感兴趣。自闭症人群中的音乐训练，可以提高儿童的情感投入度，改善言语沟通、社会互动和亲子关系的质量。此外，在健康发育的儿童群体中，音乐训练，尤其是那些需要全程互相协调的音乐活动（如齐声唱歌、拍手、一起跳舞、演奏等），还可以提升亲密度和信任感，促进帮助、合作、配合等亲社会行为。音乐活动中人与人之间的协调配合和达成共同目标的体验，能使参与者产生强烈的一体感和相互依赖感。脑影像的研究发现，借助音乐训练，自闭症儿童大脑的感觉皮层、运动皮层、与情感和记忆相关的脑区之间的功能连接模式发生改变和重组，而这些与自闭症症状的改善相关，这意味着音乐训练产生的效果可以迁移到其他重要领域，是一种富有应用前景的新型干预手段。

音乐训练的形式多种多样，简单的方式可以是聆听乐曲、说唱歌曲、舞蹈等，难度高一点的可以是乐器演奏、音乐故事表演和即兴创作。音乐训练可以以治疗师和参与者一对一的形式进行，也可以以团体形式协助完成音乐活动。可选择的音乐类型很广泛，古典乐、流行乐，甚至是儿童和康复师原创的音乐，都可以使用。效果较好的音乐训练大多采用主动式治疗原则，如在特殊儿童治疗领域盛行的奥尔夫（Orff）音乐治疗。该治疗以儿童为中心，注重儿童在音乐中获得的音乐感知、身体律动、演奏体验、情绪感受和自我表达。治疗过程中，训练师和儿童一起参与音乐活动，运用乐曲、乐器、舞蹈等多种媒介以及诗歌、戏剧、哑剧等多样化艺术形式，为儿童提供听觉、视觉、触觉等多感官的刺激，并鼓励活动中的即兴创造。选取的音乐元素通常是节奏鲜明、形象感强、简单和易把握的音乐作品，儿童不需要具备专业的技能也能积极参与其中。奥尔夫音乐治疗的目的并非让儿童学习专业的音乐技能，而是让他们通过主动体验贴近生活、丰富有趣的音乐活动，逐步领略音乐的内涵，并能用肢体、歌唱和语言等方式抒发情绪、表达自我。

音乐训练可以单独成体系，当然，我们也可以将音乐元素融入其他行为治疗中。比如，采用歌唱或乐器拍打的形式，让自闭症儿童与治疗师以及小组成员建立初步的交流，提高他们的社交互动能力。治疗师可以编写简单重复的曲调，让孩子们通过歌唱完成自我介绍和互相的问好。社交故事的内容也可以融入音乐说唱和音乐戏剧活动中，帮助孩子理解社交情境的规则，理解自己和他人的情绪和行为。此外，音乐治疗和语言治疗并不冲突，可以互相结合。我们将日常生活中的词汇、句子以歌词、对白的形式改编进音乐活动中，可以针对性地增强自闭症儿童的语言能力。加拿大的梅加·夏尔达（Megha Sharda）团队就做了一次尝试，发现融合性音乐训练对学龄期自闭症儿童来说治疗效果不错。他们将歌曲、节奏、乐器等元素融入传统的行为训练中，可以改善沟通、社交和感觉运动整合等能力（见表4-2）。训练过程寓教于乐，以"玩中学"为干预理念。康复训练师给学龄期自闭症儿童提供积极的关注和必要的支持，鼓励他们去表达，营造一个和谐、共享的音乐性社交环境（Sharda et al., 2018）。

表 4-2　音乐训练中的各种干预活动

想要改善的目标行为	音　乐　活　动
言语沟通	吹口风琴，歌唱，玩（触摸后）会唱歌的童话故事板
社会互动	共同弹钢琴、木琴；玩（触摸后）会唱歌的童话故事板；轮唱、分声部演唱
运动能力	弹钢琴和木琴、打鼓、跳舞
感觉整合	打鼓、玩手持式打击乐器、吹口风琴
情绪调节	歌唱、打鼓

　　除了上述三种临床上运用较多的听觉相关干预活动，父母在家中也可以和孩子玩一些互动小游戏，帮助孩子提高听觉注意力，进而提高其日常听取指令和课堂听讲的质量。华东师范大学特殊教育学系的张畅芯副教授，从如何提高自闭症孩子对声音特征、声音空间属性、声音时间属性的感知等方面，向我们介绍了一些可行的居家训练。

　　对于声音特征感知的训练，家长可以给孩子匀速朗读一段有趣的故事，要求孩子关注其中的某些关键词。例如，下面是一个儿童故事的文本，可以事先确定三个关键词（地毯、脚印、动物）。孩子的任务是听到关键词就拍拍手。当然，可以根据孩子的能力增减关键词的数量，也可以让孩子听到不同关键词时作出不同的动作以增加难度，比如听到"地毯"时拍拍手，听到"脚印"时跺跺脚，听到"动物"时点点头。这个任务不仅可以训练孩子对特定词汇的感知能力，而且有助于提升他们的"听觉—运动"统合能力。

> 小狐狸过生日，妈妈送给他一块新**地毯**。小狐狸很高兴，请了他的朋友小刺猬、小松鼠、小鸡、小狗和小鸭一起欣赏。
>
> 可是，小**动物**们看了看**地毯**，觉得不够漂亮，因为**地毯**上什么图案都没有。怎么办呢？小狗突然有了一个主意："我们在**地毯**上踩一些**脚印**不就好了吗？"于是，小**动物**们开始了踩**脚印**比赛。
>
> 小鸡的**脚印**像树枝，小狗的**脚印**像朵花，小鸭的**脚印**像鸡蛋壳，漂亮极了。小刺猬在上面打滚，留下了满天星星。小松鼠给自己的尾巴染了各种颜色，大尾巴一扫，立即出现了一道美丽的彩虹。小**动物**们在新的花**地毯**上又蹦又跳，可太开心了！

对于声音空间感知的训练，可以采用"双耳分听"任务。父亲和母亲可以分别坐在孩子的两侧，依次轮流说出一个词语，提前告诉孩子只需要注意从左侧（如父亲）传来的声音，而忽略右侧的声音。当一组词语朗读结束后，由孩子复述出父亲说出的词。随着孩子能力的提高，还可以改变父母的空间位置和增加词语的数量。这个任务可以有效地锻炼孩子在嘈杂环境中定位和识别声音的能力，还能帮助增强听觉记忆能力。

最后，声音时间感知的训练是为了提高儿童选择性聆听某些时间点的声音，忽略其他时间点出现的声音。父母可以带着孩子学习音乐节拍，也可以借助诗歌的朗读完成此训练。比如，父母匀速朗读一句五言古诗《春晓》，提前告诉孩子只听第三个字，请孩子在听完后立刻重复第三个字。孩子答对后，父母继续朗读下一句。如果孩子能准确地注意到一句诗的第 N 个字，就可以增加难度，试试七言诗。或者完整朗读完一首五言诗后，让孩子依次说出每句诗的第 N 个字。听觉时间感知的训练有助于提高整体的听觉能力。

小结

· 自闭症人士难以识别和理解听觉言语信号，也很难从韵律中提取他人要表达的情感信息，这会阻碍其语言能力的发展，影响他们的社交和与人的沟通。

· 相比于言语信息的处理，自闭症人士更擅长感知音乐。音乐可能是帮助我们建立与自闭症人士的沟通桥梁的一个工具。

· 听觉过度敏感是自闭症人士最突出的感官困扰，尖锐的、突然的、响度大的声音会引发自闭症人士的负面情绪，影响他们的注意和认知功能，导致社会退缩和回避。

· 针对自闭症人士的听觉和语言障碍，目前临床实践中应用较广的干预手段主要包括听觉统合训练、语言训练和音乐训练。

第五章

请不要给我爱的抱抱：
自闭症人士的敏感触觉

从生物进化的视角来看，触觉接触在动物界普遍存在，是一种独特的社交方式。一夫一妻制的鹦鹉在长期分离后重聚时，会通过互相理毛来表达思念，重建信任感，提升感情。灵长类的猴子每天会抽出几个小时的时间和同伴互相整理毛发，安抚彼此紧张的情绪，促进群体的和谐，避免发生冲突。还有许多动物在幼年时期都有被母亲叼住后颈位置的经历，这种时候幼崽就变得服服帖帖的，不再淘气。

在人的毕生发展中，触觉是发育最早并最快达到相对成熟状态的一种感觉系统。孕晚期的宝宝已经能感受到母亲抚摸腹部，并能频繁地探索母亲的子宫壁。宝宝在子宫中的探索会进一步带动羊水运动，协调前庭觉的发展，使其在摇摆、弹动的过程中感受到舒适和愉悦。出生后，母婴之间面对面的互动有 65% 都源于触摸，这种社会性触摸对亲子依恋纽带的形成至关重要。母亲的爱抚既可以帮助孩子平复心情、降低心率，又有助于其身体和大脑的发育。生理机制层面的研究发现，温和的触觉输入可以增加催产素（一种由垂体后叶分泌的、与亲社会行为密切关联的激素）的释放，从而增强人们的社交偏好，提升社交动机。社交触摸带来的愉悦感，甚至可以与吸食毒品产生的强烈快感匹敌，从而降低成年人药物成瘾的风险。相反，若生命早期缺乏亲人的爱抚，婴儿只能"顾影自怜"，用更多的自我触摸作为补偿。这些孩子后期的社会和情感功能会遭到严重破坏，可能会对触觉反应过度敏感，回避肢体接触，因为他们从小就感受不到社会触摸带来的奖励和愉悦。

到了学步期和儿童期，社会性触摸增添了很多其他用途，如家长扶着孩子的身体练习走路，给孩子梳洗，等等。家庭成员间的触摸越多，孩子表达的正面情绪就越多。此外，发生肢体接触的对象开始拓展到老师和同伴，一些肢体性游戏和挠痒痒之类的打打闹闹可以大大拉近彼此的距离。进入成年期后，社会性触摸多了一丝浪漫的气息，对于两性亲密关系的建立和维持非常重要。相信大家都有体会，家人和朋友给予的安慰的抱抱简直可以治愈一切！总之，在整个生命周期中，触觉都对个人发展有重要的作用，它帮助我们了解自己的身体，形成自我意识，与他人建立亲密的依恋关系。

自闭症群体的触觉功能发生了怎样的改变呢？自闭症高危婴儿对脸部尤其是嘴巴周围的触觉信息不敏感，因而更少有社会性朝向反应。也就是说，当妈妈柔软的乳头触碰到婴儿的脸，或者拿手指轻触他们嘴边的皮肤时，自闭症高危婴儿可能不会将头扭转过来，这降低了面对面的、直接的社会注意发生的可能。而路易莎·西尔瓦（Louisa Silva）博士的研究发现，触觉朝向反应这一行为，可以准确地将 91% 的自闭症儿童从健康发育的儿童群体中筛选出来（Silva et al., 2015）。后期被诊断为自闭症的孩子，在婴儿期也有更高的可能表现出对社会性触摸的回避。厌恶社交触摸会影响社会互动的质量，阻碍亲子间的情绪共享和行为模仿，也阻碍社会认知能力的发展（即自闭症儿童难以识别他人的意图和情感）。

社会性触摸的减少还会导致催产素系统无法正常激活。大量研究指出，自闭症群体催产素水平低下，他们血浆中的催产素浓度更低，且体内催产素的水平没有像健康发育的儿童一样随着年龄的增长而增长。催产素和多巴胺一样，被认为是维持社会行为奖赏意义的重要神经内分泌激素（Cascio et al., 2019）。催产素的释放可以增加人们对触觉信息的注意力和敏感度，也可以增强人们对社会性触摸体验的愉悦度。与催产素受体相关的基因变异、催产素浓度的低下与自闭症人士的社会动机不足和社会认知能力缺陷相关。催产素系统的异常有可能减少自闭症人士对触觉信息的注意偏向，降低他们对触摸的愉悦体验，进而影响正常的社会功能（黄钰杰，等，2023）。

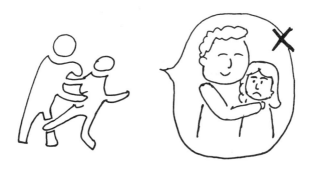

图 5-1　很多自闭症人士拒绝拥抱，拥抱会让他们感到紧张和不适

触觉异常的证据：来自自我报告和观察

为了探究自闭症人士的触觉体验，目前最常用的收集信息的方式还是问卷调查。比较成熟的问卷是适用于不同年龄段人群的一系列《感觉处理能力剖析量表》（sensory profiles）。对于婴幼儿及儿童，由家长根据自己对孩子日常生活的观察来填写；对于青少年和成人，则是自我报告感官体验。此外，有些研究者专门创设出一个特殊的环境，观察和记录孩子会不会自动发起玩沙子、泥巴或各种玩具的与触觉相关的活动。研究者也会通过一些有不同质感的小工具（如毛刷）轻触孩子的手臂、脸部，观察他们是否有退缩、皱眉或其他防御反应。

这些问卷和观察的研究发现，自闭症人士在触觉感受方面表现出复杂的模式，他们可能同时存在对触觉刺激的高敏感性（过度反应）和低敏感性（反应迟钝）。有很大比例的自闭症儿童对触觉很敏感，比如，他们不喜欢被人摸头和手，拒绝被拥抱，或者在被人拥抱时身体僵硬、不协调，而异常的触觉反应会进一步加剧自闭症儿童的情绪和行为问题。舒拉米特·格林博士的系列研究成果指出，触觉信息的高敏感可能源于自闭症儿童的"感觉闸门"出了问题（Green et al., 2013, 2017, 2019）。

我们大脑中一个埋在深处的核团叫丘脑，它被认为是过滤无关感觉信息、防止信息过载的感觉中继站。自闭症人士的丘脑与大脑的体感皮层联系过强，无法筛选掉杂乱的信息，使得体感皮层不堪重负。他们在接受温和的触觉输入时，体感皮层以及掌管负面情绪的杏仁核也会长时间处于高负荷运转状态，且这些脑区的激活很难随着时间进程的推移而衰减，这可以在一定程度上解释为什么自闭症儿童讨厌和回避触摸。糟糕的是，过度敏感的触觉已经让自闭症儿童应接不暇，他们无暇动用多余的认知资源去处理重要的社交信息，这进一步损害了他们社会认知能力的发展（Green et al., 2018）。

也有研究者从其他视角作出解释，如日本的研究团队发现，自闭症人士对快速呈现的触觉信息的时间感知越灵敏，他们的触觉高敏感和回避反应就越严重（Ide et al., 2019）。换句话说，一个人若能非常敏锐地区分出两个触觉刺激在时间上的先后顺序（图 5-2），说明他能更精细地编码日常生活中"排山倒海、纷至沓来"的触觉信息，这种无选择性的深度加工可能导致自闭症人士信息超载，进而出现高敏感性和回避行为。但这一理论猜想尚未得到足够的证据支持，目前有多项研究均发现，相比健康发育的人群，自闭症人士的触觉时间感知能力无显著差异（Ide et al., 2019; Puts et al., 2014），或者表现更差（Buyuktaskin et al., 2021; Tommerdahl et al., 2008; Wada et al., 2014），尚无研究发现自闭症人士具有更好的触觉时间辨识能力。

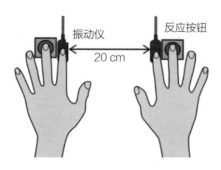

图 5-2　触觉时间感知任务

（图片改编自：Ide et al., 2019）

注：实验中向人们的左手和右手食指快速依次呈现两个振动刺激，要求判断哪只手先感受到振动，并用相应的中指按键。自闭症人士对触觉信息的时间感知越敏锐，感觉过度敏感的情况就越严重。

在神经递质层面，触觉的高敏感还被认为与自闭症儿童大脑皮层活动的兴奋和抑制比率（excitory/inhibitory ratio）失衡相关。具体而言，有研究指出，自闭症人士的触觉功能异常与抑制性神经递质——伽马氨基丁酸的功能下调有关，自闭症人士以及自闭症模型小鼠的体感皮层区域的伽马氨基丁酸浓度均显著降低，反映了大脑的抑制功能不足，或者说大脑皮层难以有效过滤感觉信息（Mikkelsen et al., 2018）。

触觉反应迟钝，如对按压和针刺的疼痛不敏感，是部分自闭症孩子的父母常常感到苦恼和困惑的点。相比触觉高敏感，触觉及痛觉的迟钝感受似乎更常见于智力和认知功能发育明显落后的自闭症儿童。

家长们形容自己的孩子"好像感觉不到皮肤"，即使摔得很重，也不哭和不寻求安慰。有些自闭症儿童还表现出触觉的感觉寻求行为，即他们喜欢用不太适当的方法寻求皮肤上的感觉输入，以对抗低敏感性带来的无聊。他们可能喜欢摸光滑的毛巾、墙壁或者家长的头发，常常抓捏自己的胳膊，或者喜欢穿紧身内衣，盖特别厚重的毛毯，等等。对触觉的低敏感和感觉寻求行为，常常能预测儿童出现更差的社交能力和更严重的重复刻板行为。触觉系统的异常也与儿童饮食、睡眠等方面的生活自理能力发育落后相关。

触觉异常的证据：来自实验室

虽然问卷报告和观察的方法帮助我们大致了解了自闭症人士的触觉感受和相关的行为，但这种方法难免有主观性，所得结果也并非完全一致。自闭症人士感受触觉信息的模式与普通人究竟有何不同？触觉高敏感和低敏感的行为反映在生理层面是怎么样的？触摸的身体部位会对儿童的反应有影响吗？接下来就让我们来看看，心理学家和神经科学家如何采用科学的心理学实验，以尽可能客观地探究自闭症人士的触觉改变。

实际上，人们对触觉输入的加工有两条独立的通路，这一点仅仅通过问卷或观察是难以区分的。第一条通路是负责辨别触觉的类型和物理属性的辨别性触摸（discriminative touch），它通过包裹着髓鞘的 A 纤维传递，传导速度更快；第二条通路是感受触觉输入的情感和社会信息的情感性触摸（affective touch），它由裸露的、无髓鞘包裹的 C 纤维编码，传导速度较慢。"什么温度的洗澡水会让我身心放松？""为什么我的伴侣抚摸我的背部时，我会感到被安慰、被关怀？"诸如此类涉及触摸愉快体验的问题，只能通过情感性触摸这一通路来回答。负责触觉输入的 A 纤维聚集在无毛的皮肤区域（如手掌心），最终投射到大脑的体感皮层，对物体的形状、质地等信息进行解码，帮助我们探索外部的触觉世界。而 C 纤维通常存在于有毛发的皮肤区域，它的激活是有选择性的，一般在温和且速度适中（1—10 cm/s）的触觉刺激下才能够得到最大程度的激活；相关信息最终投射到脑岛叶，也就是由岛叶皮层来加工和整合触觉输入的情感意义。只有与 C 纤维相关的触摸才能激活催产素、内源性阿片肽、多巴胺等的释放，产生镇痛、舒适和愉悦的感受。因此，这些富集 C 纤维的皮肤又被称为"社交器官"（social organ）。

在辨别性触摸方面，研究者主要考察了触觉阈限、适应、质地的感受等基础的触觉功能在自闭症群体中的改变（Mikkelsen et al., 2018）。触觉阈限指刚刚能引起人感觉的最小触觉刺激量。研究者采用尼龙纤维毛作为触压型静态触觉刺激，发现自闭症人士与健康发育人士的觉察阈限相似。而采用动态的振动刺激（如 20—30 Hz 的振动）（见图 5-3），自闭症人士就需要更高强度的刺激才能觉察到振动，且相比健康发育人士，他们在区分不同频率的振动方面能力较差，这种对振动的不敏感与自闭症的社交沟通障碍、重复刻板行为、难以忍受不确定性以及焦虑症状均存在相关（Powell et al., 2023），这一结果验证了基础触觉功能对高级认知功能的影响。也有研究考察了自闭症人士的触觉适应能力。当给人们长时间 / 重复呈现同一个触觉刺激后，人体相应的神经元就会对这一刺激的时间和空间属性做出更精确的编码，此时若再施加一个改变了强度或空间位置的触觉刺激，正常人往往能更快、更准确地觉察新刺激的差别。但这种适应带来的"锐化"/"敏化"效应在自闭症人士中却没有观察到，可能反映了他们对触觉信息的适应能力低下。

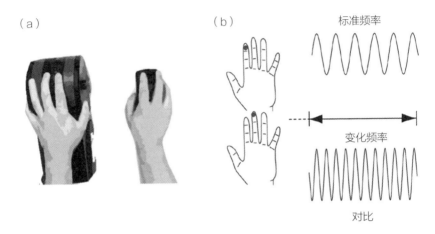

图 5-3 触觉阈限任务

（图片来源：Powell et al., 2023）

注：（a）给人们的左手指尖呈现不同强度的振动刺激，当感受到振动时用右手按鼠标作出反应，找到刚好能觉察出的刺激强度即为触觉感知的绝对阈限；（b）给食指呈现标准频率的振动，同时给中指呈现变化频率的振动，人们需要判断哪根手指感受到的振动频率高，找到恰好能被准确识别的两指振动频率差异量，即为触觉感知的差别阈限。

除了比较基础的触觉觉察阈限和适应方面的改变，还有研究者探究了自闭症人士对形状和质地的感受。让自闭症人士评价不同材质的纸张、布料的粗糙度，其感受往往更极端（要么认为极度粗糙，要么认为极度光滑），且个体差异很大。他们一旦喜欢上某种材质，可能便会执着于此，不愿意关注和尝试新的材料。

关于辨别性触觉改变的神经机制，研究者们一般认为，发生改变的不是外周的感觉输入传导，而是中枢神经系统（即大脑）的信息加工出现了问题。在感受触摸时，自闭症人士的体感皮层以及负责注意和情绪唤起的脑区都有异常的激活。重复呈现相同的触觉信息，普通人的大脑对相同刺激的反应是类似的，但自闭症人士的大脑表现出更大的不稳定性／变异性。也就是说，即使感受完全一样的触觉信号，他们的大脑也会出现千差万别的反应，这体现了他们的大脑在基线水平活动时有更多的"随机噪声"，无法将感觉信号带来的额外反应准确、稳定地凸显出来。

在情感性触摸方面，研究者通常选择的皮肤区域有面部、手背、手臂等。一项西班牙的研究发现，自闭症儿童对面部和手背的触觉刺激会表现出更低的反应阈值，也就是只需要更轻微强度的刺激就能诱发他们的反应，但他们手掌的触觉阈值与健康发育的儿童不存在显著的差别（Riquelme et al., 2016）。玛莎·凯撒（Martha Kaiser）等人的脑影像研究发现，与健康发育的儿童相比，在加工 C 纤维（来自手臂）传递的情感性触摸时，自闭症儿童的岛叶和其他社会大脑网络会表现出较低的激活；而在对手掌的辨别性触摸反应中，其体感皮层活动又会有所增强（Kaiser et al., 2016）。因此，自闭症人士对不同的触觉刺激类型可能存在相反的异常敏感性：对情感性触摸的低感受阈值和大脑对情绪的低意义编码使他们表现出厌恶与回避，而对辨别性触摸的体感皮层过度反应又使他们表现出对某些触觉体验的痴迷。

同时，自闭症人士对情感性触摸背后情绪意义的体验也与普通人存在差异。研究触觉的学者卡里萨·卡西奥（Carissa Cascio）教授发现，相比健康发育人士，自闭症人士的大脑对中性和积极的情感性触觉刺激反应更小，而在接受负面的触觉刺激时，岛叶皮层和其他情绪相关脑区的活动更强烈（Cascio et al., 2012）。岛叶等社会脑的区域不仅仅接受 C 纤维的信息传入，还会对触摸的信息进行情感意义的加工。自闭症人士异常的社会脑激活模式可能是他们对社会性触摸产生异常反应的内在原因。

　　除了让参与者真实感受到触摸的方式，研究者也会给人们观看他人手臂被触摸的视频，使人们替代性体验到正面或负面的情绪。若在这时候扫描大脑，我们会观察到人们的体感皮层也产生明显的激活，就好像存在一种"情感共鸣"，仅仅观看触摸的视频就能使自己也如同切身感受到触摸。海米·李·马森（Haemy Lee Masson）的研究指出，自闭症人士在观看愉悦和不愉悦的触摸视频时，体感皮层不会有差异性激活，难以对作用于他人身上的触摸产生"感同身受"的替代性情绪感受（Masson et al., 2019）。换句话说，他们大脑的活动模式很难区分出不同情感体验的社会触摸（Masson et al., 2020）。

　　关于情感性触摸，还有一种有意思的感觉体验就是"痒"。痒其实分为两种，一种是皮肤发炎或者轻微的触觉刺激引起的不适感，人们通常会去抓挠、拍打；还有一种是专属于哺乳动物的，与玩耍、发笑相关的痒，挠痒痒可以作为一种社会性行为。针对自闭症群体，探讨"痒"的感觉机制的研究很少。2020 年发表在《发展科学》杂志的一项研究发现（Helt et al., 2020），自闭症儿童在观看别人皮肤发痒而抓挠的视频时，更容易被无意识地传染，去抓挠自己的身体。观看这类视频，可能会更多地诱发自闭症儿童的不适感和痛苦体验。这种抓挠的痒痒感的传染，与打哈欠和大笑等情绪和行为的自发传染与模仿不同，它并不能代表共情能力的增强，反而可能表现了自闭症儿童更多地激发了对自身痛苦的觉知和注意，是一种向内的关注。而关于"朋友和家人之间的玩闹、挠痒痒能否诱发自闭症孩子的愉悦感受"这一问题，尚未有研究去深入考察。不过，摩根·弗罗斯特-卡尔森（Morgan Frost-Karlsson）团队的一项研究对比了自闭症人士和健康发育者在感受自己触摸手臂和实验人员触摸手臂时的神经差异，发现两组人群的大脑活动是类似的（Frost-Karlsson et al.,2022）。我们自己挠自己是意料之中的动作，大脑提前做好了准备，因此会弱化触觉感受；而别人意料之外的哈气、挠胳肢窝，痒痒信号会直接传递到负责躯体感觉和愉悦感觉的脑区，甚至在别人还没有开始动的时候，我们就可能已经有痒痒感，会哈哈笑个不停。考虑到自闭症人士区分"自我—他人"的能力较差，我们仍值得花更多精力去进一步探究自闭症人士是如何体验"痒"感的。

自述：不适的肢体接触和衣物触感

想要深入自闭症人士的内心世界，看看他们如何体验日常生活中的各种触觉信息，还需要采用开放式问卷、访谈等质性研究的方法。虽然这部分研究较少，但我们已经对他们的触觉感受和相应的诉求有了初步了解。

和田诚博士的调查发现，相比其他发育障碍的人群，触觉高敏感带来的问题在自闭症群体中更突出。自闭症人士提及最多的触觉体验来自社交场景及衣物、材料的触感（Wada et al., 2023）。在社交场景中，与陌生人的肢体接触，即使是不经意的、毫无恶意的触碰，也可能引发自闭症人士的不适。"我不喜欢有人突然拍拍我的肩膀，或碰到我的背部……我知道那可能是善意的提醒，但对我来说那很不舒服。""人们从我身边擦身而过，碰到我的皮肤，对我来说简直是既痛苦又惊慌，那让我整个人都不好了！"（Wada et al., 2023）有些自闭症人士对某些特定的部位特别敏感，甚至连家人、朋友都不能轻易触碰（Robertson & Simmons, 2015）："我的手臂（指着自己的大臂）非常敏感，别人一点都不能碰到，即便是我的女朋友也不行，因为那会让我感觉恶心。""我抗拒一切拥抱，因为别人抱我时，我身体会紧张到疼痛，太痛了……"

　　在衣物方面，很多自闭症人士都难以忍受衣服内里的标签，尤其是靠近脖子的标签。如果衣料也粗糙磨人，与皮肤的摩擦感会让他们抓狂。若想把标签剪掉但又技术不精，有残留物，那对他们来说简直就是地狱式折磨（Kyriacou et al., 2023）："那残留的一点点标签会让我一整天不得安生！"他们可能喜欢纯棉或者丝绸等衣料，喜欢冰凉、丝滑的触感。有些自闭症人士从小就会寻找一些让他们感到舒服、愉悦的触觉材料，帮助自己调节和放松心情。"当我还是个孩子的时候，我喜欢把手放在椅子下面，抚摸长凳下冰冰凉的金属条……其实现在我也经常这么做。""睡不着的时候，我会躺在地下室（铺着瓷砖的）光滑、凉凉的地上，就能很快睡着。"（Robertson & Simmons, 2015）

　　克里索瓦兰托·基里亚库（Chrysovalanto Kyriacou）博士的一项研究聚焦于自闭症人士对不同材质布料的感受。他们选取了7种常见的布料，让10位成年自闭症人士现场观察和触摸并畅所欲言，谈谈他们在日常生活中对不同材质的体验，还让他们带来自己最喜欢的布料，并说明它对生活的影响（Kyriacou et al., 2023）。该研究发现，绸缎、牛仔和纯棉是自闭症人士喜欢的布料，它们都比较柔软和舒适，而涤纶、氨纶和羊毛等则因为粗糙、扎人等原因被列入"黑名单"（表 5-1）。一位自闭症人士非常形象地说明了粗糙材质带给他的强烈不适（Kyriacou et al., 2023）："我觉得可以这么描述——那就像很多根针慢慢扎进我的皮肤，或者像很多蚂蚁在我身上爬……"

表 5-1 10 位自闭症人士对不同材质衣料的喜好及原因

布料	喜欢／讨厌	喜欢或讨厌的比例	原　因	例　子
绸缎	喜欢	70%	柔软、舒服、质感轻薄	"太丝滑了，一点不扎人，甚至像没穿一样"
牛仔	喜欢	60%	柔软、轻薄、实用	"牛仔很实穿，我的常用款"
纯棉	喜欢	60%	柔软、舒服	"纯棉的材质很亲肤，舒服"
粗麻布	讨厌	90%	粗糙、磨人、发痒	"我到死都不会穿它"
涤纶	讨厌	70%	磨人、奇怪的、不舒服	"摸起来太硬了，满满的人造感"
羊毛	讨厌	60%	磨人、发痒、不舒服	"太扎人了，不舒服"
氨纶	讨厌	90%	束缚、不舒服、橡胶感	"我不喜欢它做成衣服的感觉"

在基里亚库博士的研究中，大部分自闭症人士都喜欢比较宽松的衣服（Kyriacou et al., 2023）："我穿着它感觉能更自由地呼吸"，"太紧了会有压迫感和窒息感"。而关于衣服的样式，素净、纯色的更胜明亮、花纹丰富的衣服一筹。不过，比起样式，自闭症人士也认为

衣服是否舒服最重要。"买衣服时衣服的质量最重要，漂亮只是锦上添花。"他们在买衣服之前都会先用手摸一摸，体验一下质感。"如果我要买某件衣服，我会先把它放在我的手臂和脖子周围滑过、摩擦一下，好有所感受，因为这些是我尤其敏感的身体部位……"所以，对他们来说，网购可能不是一个好选择。为了使衣服穿着更舒服，部分自闭症人士也会选用软化剂来清洗衣服。"我经常穿牛仔裤，但它对我来说有点硬，我会选择用软化剂来清洗。"

除了衣服，生活环境中也有其他接触布料的机会，这给我们如何为自闭症人士设计更舒适的活动空间提供了一些启示（Kyriacou et al., 2023）："图书馆里的椅子坐上去很硬、很疼""牛皮的沙发，你坐在上面，一移动就会发出很奇怪的声音，让我很烦躁""我会穿上有长袖、长裤的衣服出门，即使是在很热的夏天，因为我不喜欢自己的身体和公共空间的任何东西有接触""公园里有一块由细沙子铺成的区域，光脚踩上去超级柔软、超级舒服"。自闭症人士会对环境中的布料和其他材料比较敏感，如果感到不舒服，他们会难以集中注意力、焦虑不安，影响学习和工作。粗糙、坚硬和束缚感是他们不喜欢某种材料的常见原因，但公共空间中这些类型的材料比比皆是。比如，粗糙麻布制成的购物袋对自闭症人士来说可能就是不合适的，他们会用逃避、远离等方式避免接触这些。这种触觉的高敏感性也让自闭症人士更容易辨别出哪些材料是自己喜欢的，哪些是讨厌的。触觉被他们认为是最容易自我掌控的，他们可以选择自己喜欢的衣服和家具，给自己创造一个温馨、舒适的生活空间。

如果我们想帮助自闭症人士获得更好的触觉体验，使他们多多参与社会活动，我们设置公共空间时，能否多听听这些特殊群体的声音？我们的图书馆、教室和宿舍，能否多用一些柔软、光滑的布料，尽量避免采用太过粗糙、坚硬的材料呢？小小的改变，就能帮到他们。

与触觉相关的干预

从生命早期开始，触觉就对依恋关系的建立、社会功能的发展有重要影响。情感性触摸通过激活催产素系统，增强婴幼儿对社会信息的注意，提高其社交动机和社会认知能力。触觉敏感性的异常和催产素系统功能低下被认为是自闭症人士有社交功能障碍的重要原因。直接摄入外源性催产素（如鼻喷催产素），可能是干预自闭症群体社会功能缺陷的手段之一。有研究发现，鼻喷催产素在改善自闭症人士的社交行为时，还可以增加内源性催产素的分泌。但目前外源性催产素给药的相关研究样本量较少，可重复性差，且可能会引起鼻腔刺激和头晕、头痛的副作用，其干预效果和安全性存在较大争议。

通过社会性触摸干预催产素系统，进而改善社会功能，是一个潜在的重要干预路径。杨廙等人 2022 年的综述指出，触觉输入能够增强注意，锐化人们对情绪信息的社会评价（例如我们能更准确地觉察到他人情绪表达中的社交意图和趋避属性），促进跨通道的情绪加工，包含对视觉信息和语音信息的情绪识别，这与鼻喷催产素给药对注意的增强效果有异曲同工之妙。

需要注意的是，触觉以及催产素系统的干预需要尽可能在生命早期开展。自闭症患儿在婴幼儿期就会出现异常的触觉反应，这可能会导致情感性触摸减少，亲子互动质量下降，类似于动物模型中早期的触觉剥夺。浙江大学医学院 2022 年的一项动物研究发现，给刚出生不久的小鼠修剪胡须，剥夺它们的触觉探索后，它们在成年期会表现出类似自闭症的社会功能障碍（Pan et al., 2022）。而在发育早期及时补救，外源催产素给药，就可以成功逆转。如果到了成年期再用催产素去干预，效果无法持续，一旦停药，小鼠会继续表现出社会功能损伤。这一结果证明了早期的触觉输入及催产素系统对发展成年期社交功能的重要作用。该项研究的作者猜测，尽早（3—6 岁）开展触觉相关的干预或许可以改善自闭症儿童的社交功能。

目前与自闭症相关的触觉干预主要是按摩类治疗（massage thearpy）（Ruan et al., 2022）。治疗师用自己的手指、前臂、肘部等部位，按压、揉搓、拍打患者身体的不同位置，达到减轻疼痛、缓解疲劳、调节情绪、促进康复的效果。按摩疗法可以追溯到 3 000 多年前，它在我国最早的医书《黄帝内经》中被提及，是古代中国、古印度乃至古埃及、古希腊等古代文明所推崇的用以治疗筋骨关节及神经系统疾病的重要疗法。按摩疗法在历史长河中不断发展和演变，近些年成为自闭症的辅助治疗手段之一。

常见的按摩方式有中式推拿、气功按摩、印度式按摩、泰式按摩、瑞典式按摩等。例如，捏脊以中医理论为指导，运用提、拿、捏、推等手法刺激背部皮肤和相应的经络，可以起到调阴阳、理气血、和脏腑、通经络、培元气的功效，是小儿推拿的主要手法之一。中医还发展出专门针对自闭症人士的社交语言障碍、重复刻板行为的推拿方法，医师会揉按相应的穴位，起到安神益智的效果。美国波士顿儿童医院 1997—2003 年的调查发现，有大约 11% 的自闭症儿童接受过按摩治疗。家长和儿童对按摩疗法有较高的接受度。如果让家长作为按摩师，还能增强与孩子的情感联系，拉近彼此的距离。按压力度适中、手法正确的按摩通过激活皮肤上的触觉感受器，增强迷走神经的活动，从而降低心率，提高注意力。也有不少研究发现，该疗法对改善 3—6 岁自闭症儿童的社交问题、语言能力、重复刻板行为、感觉敏感问题等都有一定效果。

需要注意的是，按摩疗法尚未作为推荐的循证治疗方案纳入自闭症治疗体系，按摩的疗程和实施方案也尚未规范。此外，现有的相关研究样本量较小，研究设计也不够严谨，有待更多大样本的随机对照试验来进一步验证按摩疗法的干预效果。

除了按摩类疗法，还有一些研究者创造出一些新型的触觉干预小窍门。比如，日本的一个研究团队设计了一款名叫"Hugvie"的人形抱枕，Hugvie 用一些柔软的纤维填充，形状就像一个张开双臂的人（图 5-4）。他们的研究发现，在和不太熟悉的陌生人交谈前，自

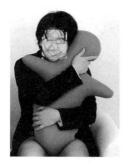

Hugvie 人形抱枕

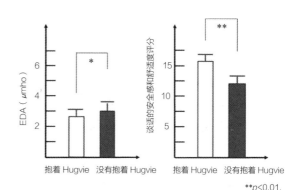

**p<0.01.

图 5-4 拥抱柔软的人形抱枕可以减缓自闭症人士的紧张和焦虑
（图片改编自：Kumazaki et al., 2022）

闭症人士若能和 Hugvie 来个 5 分钟爱的抱抱，在随后的交谈中就能更加轻松、自在，体验到更多交谈的乐趣（Kumazaki et al., 2022）。与之相似，在和陌生人用电话交谈的过程中，如果自闭症人士的怀里抱着柔软的 Hugvie，他们谈话的自信心会明显增强；从"压力激素"皮质醇的浓度随谈话时间的变化来看，他们的紧张感也大大降低了（Sumioka et al., 2021）。这些研究提示我们，柔软、安全的触觉体验对于改善自闭症人士的社交表现可能很重要。如果有些自闭症人士抗拒真人的抱抱，一个简单的人形抱枕也可以派上用场，它能帮助减轻焦虑，使他们更好地投入谈话和互动。

小结

• 很多自闭症人士对触觉信息，比如他人的触摸、特殊的布料等，会过度敏感。不过，也有部分自闭症群体，尤其是智力发育落后的儿童，会表现出触觉反应迟钝和触觉感官寻求。

• 触觉依据功能不同可分为识别物体形状和质地的辨别性触摸和感受情绪价值的情感性触摸。关于自闭症人士辨别性触摸的功能改变，研究者尚无一致结论，但多数研究认为自闭症群体对情感性触摸的情绪体验和反应与其他人存在差异。

• 生命早期的情感性触摸可以通过激活催产素系统，增强婴幼儿对社会信息的注意，提高社交动机和社会认知能力，有望成为治疗自闭症孩子的非药物干预手段。

第六章

古老的"守门员":
自闭症人士的嗅觉、饮食
及其与社会功能的关系

　　嗅觉和味觉被合称为"化学感觉"，它们都需要将化学微粒吸入体内和产生反应。你吃东西时，可以闻到食物的气味，那是气体的化学微粒进入了鼻腔；你尝到了食物的味道，那是液体中的化学微粒刺激了舌头。嗅觉和味觉的感受器暴露在外，几乎没有保护，因此它们的感觉细胞需要不断更新换代，其中嗅觉细胞的生命周期为 5—7 周，而味觉细胞的周期为 1—2 周，这种细胞生命周期的更替是化学感觉所独有的（Goldstein & Brockmole, 2018）。

　　嗅觉和味觉也通常被视为有机体的"守门员"，帮助识别生存所需且可以吸收的物质，探测危险的、对身体有害的、需要拒绝的物质。化学感觉，尤其是嗅觉，还与我们的情绪体验和人际关系密切相关。气味是一种重要的社会信息交流媒介，我们通过嗅觉来判断一个人的吸引力、选择伴侣、调节情绪，以及解读丰富的社会世界（Boesveldt & Parma, 2021）。一些熟悉的气味还可以激起我们对往事的回忆（"普鲁斯特效应"），它激活了负责情绪加工的杏仁核和参与储存记忆的海马体，使我们产生强烈的情感反应。

　　作为最古老的感觉，嗅觉和味觉相比于其他感官通道是最少被探索的，其价值也未得到充分重视。但新冠疫情让人们充分明白嗅觉和味觉的重要性，不少人"阳康"后说自己在一段时间内完全或部分丧失了嗅觉和味觉，这使得他们在保护自己免受环境危害、享受食物、保持情感健康和社会关系方面都出现严重的问题，生活质量明显下降。我们不得不再次认真思考，古老的化学感觉在维持和提高人类幸福感方面的重要作用。

　　考虑到嗅觉在社会情感信息加工中的重要作用，有研究者提出以嗅觉功能作为一个全新的切入点，去探究自闭症人士的社会功能障碍

（Barros & Soares, 2020）。而味觉方面，自闭症儿童的挑食、拒食等进食和喂食问题非常突出，与胃肠道相关的障碍也常有报道，这些问题严重影响他们的身心健康，也可能加重其社交障碍和重复刻板行为，引发焦虑情绪和睡眠障碍。全面而充分地评估自闭症人士的嗅觉和味觉功能是非常必要的。

携带情感的感觉信号：嗅觉及可能的干预

嗅觉是一个非常特别的感官系统（见图6-1）。首先，气味的化学信号可以穿越物理屏障，长途跋涉来挑逗我们的食欲或者给我们拉响瓦斯泄露的危险警报。灵敏的嗅觉对某些动物的生存来说非常重要。其次，嗅觉信息对我们的认知、情绪和行为的影响常常是潜移默

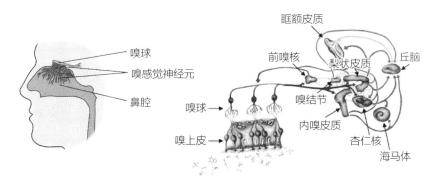

图6-1 人类的嗅觉系统

（图片来源：Zelano & Sobel, 2005）

注：气味分子进入鼻腔，经过黏膜刺激嗅感觉神经元，嗅感觉神经元将信号传导至嗅球中的嗅觉小球，并将信号传入高级皮质区域。其中，梨状皮质为初级嗅觉皮质，眶额皮质为次级嗅觉皮质。嗅觉皮质与边缘系统（杏仁核、海马体）非常接近。

化，不为我们的意识所觉察的。嗅觉是唯一一个不用通过丘脑这一感觉中继站，只需要两级神经元输入就可以快速到达大脑皮质（嗅觉感受细胞→嗅球→梨状皮质）进行加工的感官通道。最后，负责嗅觉加工的脑区与负责情感处理的边缘皮层（包括杏仁核、眶额皮质）有很多重叠，这使得气味常常天然就伴有很多强烈的情绪色彩。

更重要的是，嗅觉线索在社交沟通和人际关系中扮演着关键角色。每个人都有自己独特的体味（body odor），反映性别、年龄、健康状况、人格特质、情绪状态等信息。它就相当于动物嗅觉世界中的信息素，能影响其他人对你的社会判断：这个人到底值不值得信任？他/她是合作、友善、慷慨大方的，还是粗鲁、危险的？这种嗅觉信号无形中影响了人们的社会行为，包括母婴之间情感联结的建立，两性之间的吸引和生殖功能，等等。若在恐惧、焦虑、兴奋、愤怒等特定的情绪状态下采集人们的体液或汗液，这些体味可以让闻到气味的人产生相似的情绪感受。因此，嗅觉在社会生活中可能远比我们想象的重要，它携带了丰富的社会信息，让互动双方"感受"到相似的情绪和行为变化，提高社交质量。

自闭症人士的嗅觉功能如何呢？我们将从自闭症人士对低浓度气味的检测能力（气味阈值）（detection）、对不同气味的辨别能力（discrimination）、识别气味并给它们命名（identification）以及感受气味的愉悦程度这几个方面来回答。气味阈值指人刚刚能够觉察到的最微弱的气味。关于自闭症人士的气味阈值如何变化，目前的研究结果不一致。有研究发现他们的嗅觉更灵敏，也有研究发现他们的嗅觉灵敏度与健康发育人士相比无差别或者表现更差。当要求人们说出不同气味是否存在差异时（气味辨别），自闭症人士的表现似乎和健康发育人士无异。而在给气味贴标签（或者说识别某种气味是什么物体发出的）方面，不管是自闭症儿童还是成年自闭症人士，都表现得不尽如人意，且气味识别能力的下降与自闭症人士发起、维持对话，进行社交互动的能力缺陷相关。可能与社会功能关系最紧密的嗅觉功能是对气味的评价和愉快感受。自闭症儿童对于某些气味的感受或许更趋中性化，情感色彩更弱。比如，相比于健康发育的儿童，他们认为肉桂气味的奖赏和愉悦度更低，汗液的不愉悦度也更低。亚拉·恩德维尔特·夏皮拉（Yaara Endevelt-Shapira）团队的一项针对成年自闭症人士的研究发现，虽然成年自闭症人士和健康发育人士一样，能够检测和区分恐惧情境下和运动状态下产生的体液气味之间的差异，但是只有在健康发育群体中，吸入低于检测阈值的恐惧体液气味分子会无意识地诱发他们的负面生理唤起，并让他们对互动者的可信任度评分下降。而成年自闭症人士对恐惧体液的反应和普通人截然相反。研究者推测，就像对视觉和听觉信息的情绪加工一样，自闭症人士对于社会性嗅觉信号的无意识加工也发生了扭曲（"社会性嗅觉障碍"），使他们误解他人的情绪状态，进而影响社交互动的质量（Endevelt-Shapira et al., 2018）。

在神经机制层面，研究者发现自闭症人士的嗅球体积更小，反映了他们存在嗅觉感受细胞再生能力的缺陷，嗅球体积缩小也伴随着催产素受体的下降，而催产素被认为是亲社会激素，与社会功能密切相关，这条证据链或许可以用来解释自闭症人士的社交功能障碍（Brang & Ramachandran, 2010）。德国德累斯顿工业大学的研究团队在 2018 年完成了第一项关于自闭症嗅觉功能的任务态脑影像研究，发现成年自闭症人士在检测和识别气味时，嗅觉初级皮质——梨状皮质的激活显著下降（Koehler et al., 2018）。梨状皮质与其他额叶和颞叶的区域一起协同工作，在感知气味的强度、识别熟悉的气味、评价气味的愉悦度等方面起到非常重要的作用。自闭症人士的梨状皮质活动降低，可能是他们嗅觉功能障碍的神经机制。而采用脑电的技术，日本的研究者发现自闭症人士的嗅觉事件相关电位（olfactory event-related potential）仅在感知觉加工的晚期（气味呈现 500 毫秒以后）才表现出和健康发育人士的差异，研究者推测自闭症人士的嗅觉功能障碍可能不是由于早期的基础感觉能力不足，而是在更高级的负责语义、记忆和情感加工的阶段出了问题（Okumura et al., 2020）。

如果你直接问自闭症人士对某些气味的喜好和感受，你会发现他们可能对一些特定气味相当敏感。例如，"学校卫生间的洗手液好像换了一个牌子，我根本受不了现在这个味道，我需要自带肥皂去上学……""我受不了汽油味，坐在车上的时候我感觉自己要中毒了……""我最大的问题是闻不得烟味，我有一个亲戚，他身上有一股很浓的烟味，没有特别原因，我都不去见他。""即使是轻微的体味，也会让我恶心……当然，我觉得自己身上的味道也很不好闻。"（Robertson & Simmons, 2015）由上述这些例子我们发现，对某些日常生活中常见气味的不适反应，可能会降低自闭症人士参与社交活动的可能，影响他们的正常生活。

除了直接测量自闭症人士不同层面的嗅觉功能，还有些研究记录了人们在闻到气味时的吸气频率和吸入量，这是一种自动化的调节反应（"好闻的多闻闻，难闻的避而远之"），但反映了我们的生存和适应环境的能力。利龙·罗森克兰茨（Liron Rozenkrantz）博士团队的一项研究发现，自闭症儿童的吸气模式不会随着气味属性的变化而变化，即使是腐败的臭鱼味，他们也会深深地吸一大口！这与他们的社交技能缺陷有关（Rozenkrantz et al., 2015）。不过，换个角度想，将所有气味照单全收也可能给自闭症儿童带来一些好处，它将社会情感信息最大化地收入"鼻腔"中。对于不擅长加工视觉通道的社会信息的自闭症人士，嗅觉线索此时是否可以作为一种替代性补偿？瓦伦蒂娜·帕尔马（Valentina Parma）等人开展了一项有趣的研究，从侧面验证了这一假说。该研究发现，自闭症儿童的通过观察自发模仿他人动作的能力存在缺陷，但当他们闻到妈妈身上的熟悉气味时，这种自发模仿的能力得到很大的提升（Parma et al., 2013）。

事实上，已经有很多研究指出，嗅觉作为一种常常被忽视的感觉信号，可以影响其他感官通道的信息加工（Barros & Soares, 2020）。比如，气味能促进人们对声音的定位，改变对情感性触摸的态度。闻到某种食物的味道会让人们更容易注意到与该食物对应的图片，改变对图片的主观评分。闻到妈妈的气味能让小婴儿更多地注意到人脸（见图 6-2）。焦虑或恐惧的体味分子，还可以提高人们对恐惧面孔的识别准确率和速度，降低人们对于一些模棱两可的情绪面孔的情绪分数。这些证据告诉我们，不论是社会性还是非社会性的嗅觉信号，都可以扮演"启动子"的角色，促进后续的视觉加工，让人们更多关注到和气味的情绪信息一致的视觉信息，促进面孔的情绪识别。

因此，菲利帕·巴罗斯（Filipa Barros）和桑德拉·苏亚雷斯（Sandra Soares）教授提出一个大胆的畅想，认为嗅觉系统可以突破自闭症人士视觉加工的困难，嗅觉和视觉的跨通道整合和交互作用有望改善他们的社交情感障碍（Barros & Soares, 2020）。支持这一设想的原因主要有四：首先，嗅觉系统所在的脑区与负责情感加工的边缘皮质挨得很近，气味可以"近水楼台先得月"地激活周边的情

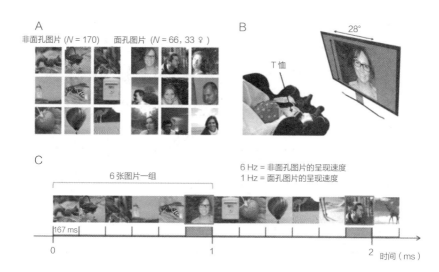

图6-2　母亲的气味促进了4个月大的婴儿对人脸的认知

（图片来源：Leleu et al., 2020）

注：A图为实验中给婴儿呈现的面孔和非面孔图片。B图为母亲和孩子在一个安静、没有气味的实验室里，孩子会看到一系列图片。有时候，实验人员会把带有母亲气味的T恤折叠起来放在孩子胸部，另一些时候，在婴儿的鼻子下面放一件干净的T恤。研究人员用脑电图记录了婴儿的大脑活动。C图为给婴儿呈现的图片序列：首先展示5张非面孔图片，每张呈现167毫秒，接着展示一张持续1秒的人脸图片。研究发现，在有母亲气味的情况下，婴儿大脑中与面部有关的脑区（梭状回面孔区）对面部图像的反应明显更大，证实了气味对视觉社会信息加工的辅助作用。

绪脑区，"凸显"社会信息，这对自闭症人士这样缺乏社交动机的群体来说非常关键。其次，嗅觉信号夹带的社会信息可以对其他感觉通道产生辅助作用。自闭症人士的视觉信息处理可能充满了困惑和不确定，而嗅觉线索能引导他们的视觉注意，促进面孔加工。再次，嗅觉可以成为无需认知努力的、潜意识层面的辅助工具。这一点对一些存在语言障碍、智力落后及依从性差等问题的自闭症孩子来说是一个福音，嗅觉的干预可以推广至整个自闭症谱系群体。最后，有嗅觉通道的加入，相比于以往只关注视觉、听觉感觉通道的干预训练，会更贴近现实生活中复杂的社会场景，使得干预效果更可能迁移，泛化到日常生活中。目前尚没有通过气味疗法来干预自闭症社会信息加工的研究，我们需要使用什么样的气味？气味的熟悉度和强度等属性怎么选择？哪些气味可以作为启动子来促进自闭症人士对社会信息的视觉注意？这些问题都有待未来的研究进一步探讨。

　　虽然嗅觉训练还没有被引入自闭症治疗中，但在存在嗅觉障碍、认知障碍（如阿尔茨海默病）的人群中，已有不少研究发现，嗅觉训练能改善气味检测、气味识别等嗅觉功能，能使嗅觉皮层的体积增加，提高嗅觉脑网络内部的连接效率（Pieniak et al., 2022）。更重要的是，嗅觉功能的改善可以联动地带来认知能力的提升和抑郁情绪的减少。嗅觉训练在 2009 年由托马斯·胡梅尔（Thomas Hummel）及其合作者开发，该训练让失嗅的患者反复嗅闻几种不同的气味，每天 2 次，持续 12 周，结果发现有超过 1/4 的患者嗅觉功能得到显著改善（见图 6-3）（Hummel et al., 2009）。

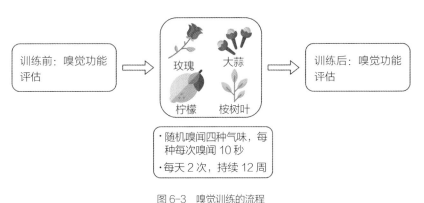

图 6-3　嗅觉训练的流程
（图片改编自：Hummel et al., 2009）

后来的研究者在气味的选择、训练的时长和疗程上做了一些调整，训练的效果多是喜人的。未来的研究者可以尝试将嗅觉训练用于自闭症群体，考察这种简单、经济、宜人的感知觉训练能否在改善临床症状和提高生活质量方面发挥作用。

挑食和拒食：饮食和胃肠道问题

在味觉方面，研究自闭症人士基础味觉检测能力和味觉识别能力的研究较少。有一项研究发现，自闭症儿童区分酸味和苦味的能力下降，但对甜味和咸味的判断保持正常（Bennetto et al., 2007）。另一项研究发现，成年自闭症人士对酸、甜、苦的识别能力都明显下降（Tavassoli & Baron-Cohen, 2012）。难以识别不同的味道，可能是舌头上的味蕾（味觉感受细胞）功能异常，也可能是味觉加工的相关大脑皮质区域——丘脑、岛叶等的功能有所下调。另外，自闭症人士对食物的外观、质感、气味、味道，甚至品牌、温度等相当挑剔，他们有更高的营养不良和超重、肥胖的比例，也更可能拒绝接受新食物，有咀嚼和吞咽困难等喂食问题。对食物的单一刻板兴趣，可能使他们不会选择多种口味的食物，味觉辨别能力下降。

事实上，喂食问题在自闭症儿童中非常常见，超过60%的自闭症儿童存在挑食行为，他们只吃有限的几种食物，挑剔食物的口感，有特殊的食物品牌偏好，出现此类严重挑食问题的概率是其他发育障碍儿童的5倍，是健康发育儿童的15倍（Valenzuela-Zamora et al., 2022）！拒绝尝试新食物，又称"食物恐新症"，在健康发育的儿童群体中也很常见，但其严重程度会随着年龄的增长有所缓解。随着接触的食物种类和食品加工工艺越来越丰富，到了 6 岁以后，基本上不再会拒绝新食物，但这类问题在很大一部分自闭症儿童中持续存在。究其原因，可能与他们的感觉过度灵敏有关。虽然对食物的气味敏感或者单纯不喜欢某些食物的外形可能影响自闭症儿童对食物的选择，但口腔对触觉信号过度敏感，或者说对食物口感的挑剔，是他们拒绝某些食物的最重要原因。比如，有些孩子无法接受顺滑、细腻的口感（如土豆泥），更多的孩子难以接受需要长时间咀嚼、不均匀、粗糙的口感（如燕麦片）。此外，挑食也和一些吃饭时的问题行为和仪式程序有关。比如，自闭症儿童可能需要将食物按照特定的空间顺序摆放，也更可能需要使用自己独特的餐具才愿意吃饭。还有些孩子很难待在餐桌旁直至用餐结束，以及会在咀嚼后吐出食物，乱扔食物，每类食物都吃得很少，等等。

表 6-1 自闭症人士常见的喂食和进食问题

喂食或进食问题	流行率： 自闭症群体 / 健康发育群体
食物恐新症：不愿尝试新的食物	67%/57.89%
异食症：吃不可食用甚至有害的东西	11.8%—23.2%/0%—8.4%
挑食：只吃有限种类的食物	22.8%—69.1%/1%—37.1%
神经性厌食症：对体型、体重过度关注，因而限制进食，保持低体重	16.3%—23.7%/ 未报告

（数据来源：Valenzuela-Zamora et al., 2022）

自闭症儿童不爱吃的食物通常有水果和蔬菜，他们偏爱松脆、均匀、半干的食物，而蔬菜和水果口感水润，咀嚼起来质地又不均匀，这些健康食物常常因引发口腔高敏感反应而遭到拒绝。比如，一项包含 279 位自闭症儿童的调查发现，67% 的儿童完全不吃蔬菜，27% 的儿童不吃水果。与之相反，自闭症儿童喜爱的东西常常是那些精加工的高碳水、高饱和脂肪、高热量的食品，如白面包、薯片、炸鸡块、饼干及其他油炸和烘焙食物。这会影响他们的营养摄入，导致维生素、粗纤维、微量元素的摄入不足，过度摄入糖分和脂肪，诱发肥胖。

自闭症儿童的喂食障碍还和胃肠道问题密切相关。高达 80% 的自闭症儿童存在胃肠道功能不良，最常见的症状包括便秘、腹痛、腹泻，其他症状还有胃食管反流、恶心 / 呕吐、腹胀等。这些胃肠道症状会加重自闭症儿童的破坏等问题行为，影响他们的情绪和睡眠，且与更严重的社交功能障碍相关。而自闭症儿童的挑食等喂食问题导致营养不均衡，是诱发胃肠道疾病的一大元凶。由于蔬菜、水果的摄入不足，自闭症儿童的纤维素摄入量通常是不够的，这会引起便秘。食物会调节肠道菌群，挑食自闭症儿童肠道中的有害菌（沙门菌、梭状芽孢杆菌等）更多，有益菌更少，且肠道微生物的多样性降低，这种肠道菌群失衡的情况会进一步加重胃肠道问题。

肠道生态失衡会通过脑—肠—微生物轴（brain-gut-microbiome）系统中的代谢和神经内分泌途径改变大脑的功能，对人们的认知、情绪产生重大影响。近年来，肠道微生物菌群和脑—肠—微生物轴的功能异常在自闭症发生和发展过程中所起的作用受到研究者和临床医生的关注（Chernikova et al., 2021）。脑—肠—微生物轴包括肠道神经系统、中枢神经系统以及肠道微生物菌群。肠道中的微生物菌群及其代谢产物可以穿过肠道和血脑屏障，沿着脑—肠—微生物轴传播，借由各种神经活性因子和炎症因子的作用，或者间接通过影响迷走神经的感觉输入，调节人们的感觉加工、社会行为和压力应激反应。反过来，大脑也可以通过释放神经递质、影响自主神经系统以及下丘脑—垂体—肾上腺轴（HPA轴，在压力和应激条件下作出响应的系统）的活动调节肠道运动及其分泌活动，从而影响肠道微生物菌群的组成和功能。从受孕开始到出生后，个体生命的前1 000天是建立健康的肠道生态环境的关键期，这时候的各种危险因素都会破坏肠道环境的平衡，对生命后期的免疫和代谢功能，乃至整体的身心健康产生不良影响（见图6-4）。因此，肠道微生物菌群的变化多见于各种神经发育障碍（如自闭症、多动症）人群，其中自闭症人士为最突出的代表。

采用动物模型，研究者发现，在无菌环境中培养起来的小鼠（完全缺乏肠道菌群）会表现出社交回避、社会动机下降、重复刻板行为等类似自闭症的行为；同样，若把自闭症儿童的肠道菌群用粪菌移植的方法移植入无菌小鼠的体内，它们的自闭症样行为会进一步加重。与之相反，将正常发育小鼠的肠道菌群移植到无菌小鼠的体内，后者社交障碍的症状可以减轻甚至消失。此外，通过基因敲除建立的自闭症动物模型小鼠，相比于正常的小鼠，其肠道菌群中多种微生物的含量发生了改变，比如双歧杆菌等益生菌的数目减少。这些研究均支持了健康的肠道生态环境对维持正常社会行为的重要性。英国剑桥大学的阿马尔·萨卡尔（Amar Sarkar）教授及其团队提出一个理论模型，用来解释肠道微生物菌群影响社会行为的三条重要路径（见图6-5）：肠道微生物菌群通过影响社会脑区的成熟和发育，与社会功能相关的神经递质和神经调质的合成和释放，以及与社会功能相关的基因表达，进而影响社会行为（Sarkar et al., 2020）。

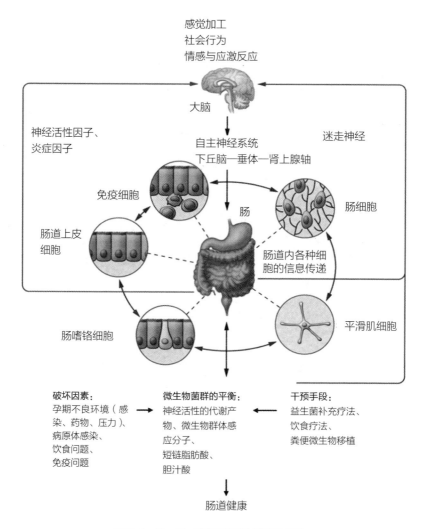

图 6-4　脑—肠—微生物轴双向影响示意图

（图片改编自：Chernikova et al., 2021）

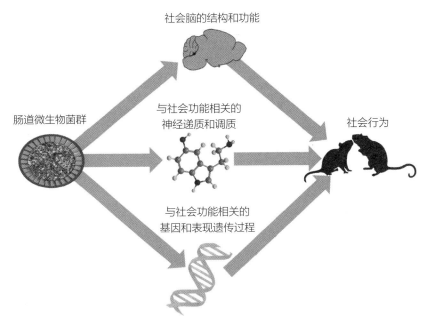

图 6-5　肠道微生物菌群影响社会行为的内在机制
（图片改编自：Sarkar et al., 2020）

饮食和营养干预

　　鉴于肠道微生物菌群在自闭症群体中的改变及其对社会功能障碍的重要作用，一些饮食和营养干预的手段应运而生。比如，补充益生菌可以减轻自闭症儿童以及健康发育儿童的胃肠道问题。最初，有研究人员用脆弱拟杆菌（bacteroides fragillis）来处理自闭症样小鼠，发现小鼠原先异常升高的肠道通透性明显改善，减少了肠道代谢产物的溢出，恢复了血清的正常代谢，小鼠的自闭症样行为也有所改善。

为数不多的几项研究在自闭症儿童群体中也发现类似结果。给自闭症儿童服用乳酸杆菌、双歧杆菌等益生菌产品，不仅缓解了他们的便秘、腹泻、腹痛等胃肠道症状，还显著改善了他们的眼神交流、言语沟通和社会交往行为。

除了益生菌疗法，粪菌移植技术在治疗自闭症中也有一定的前景。最近的一项探索性研究纳入了 18 位存在胃肠道问题的自闭症儿童及 20 位无明显胃肠道问题的健康发育儿童，探究了微生物移植疗法的干预效果（Kang et al., 2017）。该疗法结合抗生素治疗、肠道清洁、胃酸抑制剂、粪菌移植等多种技术，最终改善了自闭症儿童的胃肠道症状，明显改善其社会功能。治疗后，自闭症儿童的血浆和粪便代谢产物组成情况与健康发育的儿童变得更相似。更让人振奋的是，这种改善效果能够一直维持到干预结束两年后（Kang et al., 2019）。

考虑到自闭症儿童广泛存在营养素缺乏，相对安全、便宜、有效的营养素补充剂已成为自闭症预防和治疗的新策略。虽然营养干预并非主流，对自闭症核心症状的改善效果也尚无定论，但有较多的营养素补充可以改善自闭症儿童的营养和代谢水平。口服补充维生素（维生素 A、维生素 D、叶酸）、Ω-3 脂肪酸、益生菌等，都被证明有一定效果。表 6-2 是杨玉凤和杜亚松二位教授主编的《儿童孤独症谱系障碍康复训练指导》一书中总结的各营养素干预效果评价，该表目前使用率较高，可供读者参考。

比如，叶酸代谢异常与自闭症的发病存在关联。叶酸在大脑的生长、分化、发育和修复过程中极其重要，孕期补充叶酸可以显著降低子代患自闭症的风险，而一些开放性研究及随机对照双盲试验已经初步证明，叶酸干预可以改善自闭症儿童的认知、语言理解、情绪表

表 6-2 自闭症营养素补充剂干预研究评价

营养素补充剂	证据数量	原理/机制	评 价	建 议
复合维生素/矿物质	2个双盲随机对照试验	与自闭症相关的营养状况	安全、方便、经济、有效	按照建议的每日摄入量去补充，尤其是饮食习惯不良者
甲基维生素 B_{12}	2个双盲随机对照试验，1个开放标签试验	纠正缺乏	安全、经济，注射有效，口服有效性未知	有效性无定论，但可接受
维生素 D	2个双盲随机对照试验，3个开放标签试验	纠正缺乏	安全、方便、经济、有效	有前景
Ω-3脂肪酸	6个双盲随机对照试验，5个开放标签试验	纠正缺乏	安全、方便、经济，部分研究发现有效	效果欠佳，但可接受
益生菌和消化酶	3个双盲随机对照试验	缓解胃肠道症状	安全、方便、经济、有效	有前景，尤其是有胃肠道问题时
叶酸	2个双盲随机对照试验，3个开放标签试验	纠正缺乏	安全、方便、经济、有效	有前景
维生素 B_6	2个双盲随机对照试验	纠正缺乏	安全、方便、经济，目前大部分研究发现无效	有效性尚无定论，但可接受
萝卜硫素	1个双盲随机对照试验	发热效果	安全、方便、经济、有效	有前景
骆驼奶	2个双盲随机对照试验	提高免疫功能，缓解胃肠道症状	安全、方便、经济、有效	有前景

续 表

营养素补充剂	证据数量	原理/机制	评 价	建 议
无麸质和无酪蛋白饮食	5个双盲随机对照试验	减少外源神经肽	安全、方便，长时间使用花费多，大部分研究发现无效	不推荐
维生素A	2个开放标签试验	纠正缺乏	安全、方便、经济、有效	有前景，需进一步研究
褪黑素	5个双盲随机对照试验	改善睡眠	安全、方便、经济、有效	有睡眠问题时推荐

达及适应行为。再如，萝卜硫素是一种活性单体化合物，抗氧化作用很强，在西蓝花、红皮萝卜等食用性十字花科植物中含量较高。2014年美国学者在《美国国家科学院院刊》（*Proceedings of the National Academy of Sciences of the United States of America*）上发表研究成果，指出持续18周的萝卜硫素治疗能有效改善自闭症儿童的问题行为和社交功能，且安全性和耐受性良好（Singh et al., 2014）。他们两年后的随访研究发现，大部分家庭仍然坚持服用该药物，自闭症儿童的行为症状也持续改善。近年来，包括我国在内的多个国家的医疗机构正在继续探究萝卜硫素治疗自闭症的临床应用前景。

针对自闭症儿童的挑食、食物恐新症等喂养难题，父母也并非束手无策。如果情况不那么严重，父母可以用亲身示范、言语鼓励、让孩子熟悉新食物的气味和口感等方式，改变孩子挑剔食物的行为（Milano et al., 2019）。最近的一项研究发现，提前让自闭症儿童熟悉某种食物的气味，可以提高他们对这种气味的喜好度，增加选择相应食物的概率（Luisier et al., 2019）。这提醒我们，重复的"曝光"可以增加儿童对特定食物的好感。父母不要心急，可以每天都尝试在孩子的饮食中加入一些他们不那么爱吃的健康食品，即使孩子一开始是抗拒的，但坚持下去或许就会有点点滴滴的改变。不过，对于严重的挑食和拒食行为，父母们可能需要多动点脑筋，甚至要请求专业营养师的帮助。比如，有些孩子对于某些食物的口感（粗糙、质地不均匀）特别敏感，我们可以采用系统脱敏的方法，一点点地改变食物的质感（例如，糊状→粉末状→块状）。或者可以将孩子不喜欢的食物掺杂到喜欢的食物中，在这个过程中根据孩子的接受度，慢慢地提高不喜欢的食物所占比重（见图6-6）。每成功完成一小步，还可以给儿童提供一些奖励。

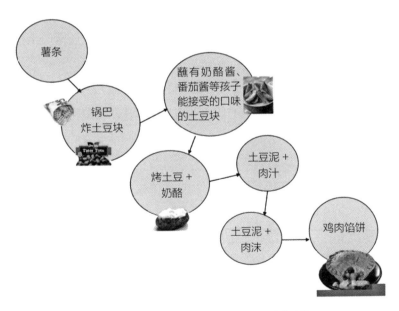

图6-6 如何逐步让孩子接受原先不愿意吃的食物

家长和营养师先确定一样孩子讨厌的"目标食物"（如鸡肉馅饼），以孩子喜爱的食物（如薯条）为起点，逐步引入孩子接受度越来越低的食物。每前进一步都给予一定奖励，最终使孩子愿意接受目标食物。

父母喂养方式的改变和帮助孩子建立良好的用餐习惯，也对改善挑食、长时间含着食物不吞咽等喂食问题很有帮助。比如，用餐时尽量减少其他干扰信息（关掉电视、拿走手机），严格控制用餐的时间，鼓励孩子自己吃饭，保持轻松、愉快的用餐氛围，允许餐桌上的一点点小混乱，准备多种适宜孩子发展阶段的健康食物，同时可以给孩子（在这些食物范围内）一定的自主选择权，等等。这些都是值得提倡的做法。

比较糟糕的喂养方式主要有两类：一类是控制型喂养，这些父母往往过分焦虑，他们强制孩子吃某些食物，甚至在孩子吃饭时全程在旁监控，要吃足够的量才可以停止；还有一类是溺爱型喂养，这些父母为了让孩子好好吃饭，屈从于孩子的哭闹等不配合的行为，采用哄骗、奖励、迎合孩子不合理的要求等方法，这通常会让每天的吃饭变得极具挑战性，用餐氛围也会很紧张。这两类喂养方式，从长远来看都不利于孩子摄入均衡的营养，且会加重挑食的问题。对于控制型父母，我们的建议是可以放下自己想让孩子吃东西的超强责任感，把注意力转移到食物的多样化上，而不仅仅关心食物的量。多给孩子自己吃饭的机会，父母可以作为榜样在一旁示范，而非追在孩子后面跑，把食物硬塞进孩子嘴里。对于溺爱型父母，我们则建议建立父母的权威和规则，严格遵照一日三餐的规律，避免准备一些迎合孩子的特殊餐食，限制两餐中间的零食、果汁类加餐。

小结

· 嗅觉不仅跟进食、生存密切相关，而且会潜移默化地影响人与人之间社会信息的交流。相比视觉和听觉，自闭症嗅觉功能的研究较少，目前的主要发现是，自闭症人士识别气味的能力不足，且他们由气味引发的情绪感受异于常人。

· 嗅觉作为一种常常在潜意识层面起作用的感觉系统，有潜力通过与其他感官（如视觉）的跨通道整合和交互作用，改善自闭症人士的社交情感障碍，提高他们的生活质量。

· 自闭症儿童群体中挑食、拒绝新的食物等喂食问题高发，进一步导致他们营养不均衡，诱发胃肠道疾病。家长可以采用系统脱敏、榜样示范、营造良好的用餐环境等方式来缓解喂食困难。

· 自闭症人士的肠道微生物菌群失衡和脑—肠—微生物轴的功能异常对他们的社会功能障碍有重要作用。益生菌疗法、粪菌移植技术以及各种营养素补充治疗成为自闭症预防和治疗的新策略。

第七章

感受我的小小身体：
自闭症人士的内感觉加工

前面的章节介绍了自闭症人士视、听、嗅、味、触五种基本感官的功能，这五感体验均依赖外部的刺激和信号作用于人体。本章我们把视野转向身体内部，探析自闭症人士的内感觉（interoception）。内感觉指人们对自己身体内部的感觉信号，如心跳、呼吸、温觉、疼痛、肌肉运动、血流、饥饱感以及全身身体状态的觉知。内感觉是自我意识形成的感觉基础。内感觉异常可能导致自闭症人士难以觉察和调节自身的情绪状态，难以将身体内部信号与外界的环境信号整合在一起（即内外感觉整合困难），是自我意识缺损，出现情绪问题、社交障碍的重要原因。

内感觉

我们如何知道身体里在发生什么，对应怎样的情绪？

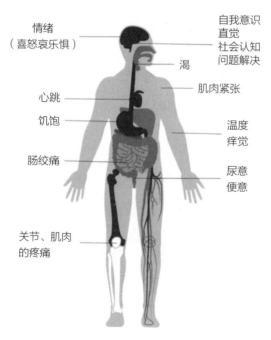

图 7-1　内感觉示意图

我们常说，自闭症孩子沉浸在自己的世界中。其实，自闭症的英文"autism"，其最初的含义也是"过度的向内式自我沉浸"。这里"自己的世界"是否也暗示着内感觉在自闭症群体中的重要作用呢？先前的大多数研究聚焦于外感受的作用，而忽视了内感觉及内外两类感受的整合。自伊丽莎白·夸特罗基（Elizabeth Quattrocki）和卡尔·弗里斯顿（Karl Friston）教授于 2014 年提出"自闭症的内感觉缺损理论"以来，自闭症的内感觉及其神经机制逐渐成为关注热点。该理论认为，自闭症患者早期催产素系统的功能失调导致内感觉的异常。催产素可以自上而下地调控来自身体内部的感觉信号，衰减该类信号，同时凸显外部环境中的社会信息，达成对外部感觉信号的敏感与对内部感受的削减之间的平衡，这对自发性社会行为的产生非常重要。而在自闭症群体中，大量内感受信号未经过滤和衰减，使得他们无法将注意力向外界转移，过度关注自我生发的刺激，而不是探寻环境和他人发出的社交信号。这限制了自闭症人士基于模仿的观察学习过程，阻碍了语言交流、人际互动、心理理论等一系列构成社会功能的行为模式的正常发展。同时，自闭症人士的神经调控系统紊乱又使他们无法准确地感知内感觉信号（Quattrocki & Friston, 2014）。如此看来，自闭症人士可谓"内忧外患"，他们无法敏感地觉察身体内部的信号，更难将内外感觉整合以获得对所处环境的全局感知，这会进一步损害他们的社交互动和自我认知能力。

什么是内感觉？如何测量？

内感觉是人们对身体内部信号的觉知，它涵盖的范围非常宽泛，心理学家将人们对自己心跳的感知作为内感觉能力的代表。心率内感觉，相比于其他身体信号（如饥饱感、温觉），较为清晰，易于表达，也更方便测量。而内感觉又可进一步分为准确性、敏感度、自知力三个维度。

内感觉准确性通过客观度量人对自身心跳频率知觉的准确性表现出来。例如，采用心率监测任务（又称"数心跳任务"），让实验参与者静坐，在几个不同的时间段内（如15秒、45秒、60秒、100秒）默数自己的心跳数量并口头报告。与此同时，用生理记录仪记录他们的真实心跳数，通过计算客观数值和参与者报告数值之间的差异，就能获得一个内感觉准确性的分数，该差异越小，代表参与者的内感觉准确性越高。考虑到年龄较小的儿童、具有认知障碍的患者等特殊群体可能无法完成心率监测任务，2022年，中国科学院心理研究所的杨晗雪博士设计了一种结合心电图和眼动仪的新型"心跳眼动内感觉任务"（见图7-2）。

在实验过程中，参与者左手食指戴上与生理多导仪配套的光电传感器，用以实时记录心跳。电脑屏幕上会呈现两只兔子的跳动动画。其中一只兔子的跳动速度与参与者的实时心跳同步，而另一只兔子的跳动速度比实时心跳快或者慢50%。参与者的任务是集中注意力，时刻关注自己的心跳，找到与实时心跳同步跳动的兔子后一直注视它，直到10秒结束后屏幕上出现一个提示的红心和指示语"注意你的心跳！"。出现提示语2秒后，进入下一轮，参与者需要重新判断并寻找与实时心跳同步跳动的兔子。在测试过程中，眼动仪能记录参与者的注视模式。最后要计算出参与者准确找出同步跳动的兔子并观看它的时间比例，时间比例越高，代表对自己心跳的觉知准确性越高。该任

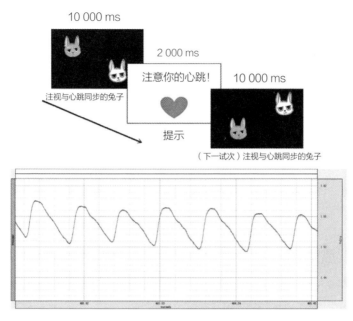

图 7-2　心跳眼动内感觉任务的示意图

（图片来源：杨晗雪，2022）

注：该任务克服了自闭症人士的语言沟通困难、时间知觉和数数能力的缺陷，可以替代心率监测任务，用来测查特殊人群的内感觉准确性。

务测得的内感觉准确性指标与经典的心率监测任务存在中等水平的正相关，更适用于学前儿童、罹患精神障碍或语言障碍的群体。

内感觉敏感性则是主观的内感受维度，研究者常用标准化的自评量表来测量。常用的量表包括《身体觉知量表》（Body Perception Questionnaire, BPQ）、《内部感觉量表》（Interoception Sensory Questionnaire, ISQ）和《多维度内感觉量表》（Multidimensional Assessment of Interoceptive Awareness, MAIA）。本书附上了由沃尔夫·梅林（Wolf Mehling）教授编制的《多维度内感觉量表》

（见表 7-1）（Mehling et al., 2012），感兴趣的读者可以测试一下自己的内感觉敏感度。这些量表考察参与者在日常生活中对自己身体感受（包括舒服的、不舒服的、疼痛的身体感受）的觉察程度，能否主动倾听自己身体的信号，能否把身体感受与相应的情绪状态连接起来，以及能否进行自我调适等。先前的研究发现，内感觉准确性和内感受敏感性这两个维度通常不具有显著的相关性，提示我们内感觉的客观度量和主观感受之间可能是分离的，需要综合地考量内感受的不同维度与自闭症、社会行为之间的关系。

表 7-1　多维度内感觉量表

以下描述是关于内在感受觉察的，每个描述选项数值有 0、1、2、3、4、5。0 为"从来没有"，5 为"总是如此"，数值越高，表示该描述和您的情况符合度越高。请您针对每个描述选择一个最适合您的感受的数字。

	描　述	从来没有					总是如此
1	当我紧张时，我注意到身体紧绷之处。	0	1	2	3	4	5
2	当我身体不舒服时，我注意到这种不舒服。	0	1	2	3	4	5
3	我会注意到身体舒服之处。	0	1	2	3	4	5
4	我会注意到自己呼吸的变化，例如变快或变慢。	0	1	2	3	4	5
5	直到严重了，我才会注意到身体的紧绷或不舒服。	0	1	2	3	4	5
6	我做其他的事来转移不舒服的感觉。	0	1	2	3	4	5
7	当我感到疼痛或不舒服时，我试着去克服它。	0	1	2	3	4	5

	描　　述	从来没有					总是如此
8	当我感到身体疼痛时，我变得心烦意乱。	0	1	2	3	4	5
9	当我感到不舒服时，我便开始担心有事情不对劲了。	0	1	2	3	4	5
10	我可以注意到身体不舒服的感觉，但不会担心。	0	1	2	3	4	5
11	我可以专注于自己的呼吸，不因周遭发生的事情而分心。	0	1	2	3	4	5
12	即使身边发生很多事，我也可以维持对身体内在感受的觉察。	0	1	2	3	4	5
13	当我与人交谈时，我可以注意到自己的姿势。	0	1	2	3	4	5
14	即使我分心了，我也可以恢复对自己身体的觉察。	0	1	2	3	4	5
15	我可以通过关注自己的身体而重新凝聚注意力。	0	1	2	3	4	5
16	即使身体某部位疼痛或不舒服，我也可以维持对自己身体整体状况的觉察。	0	1	2	3	4	5
17	我能有意识地关注自己全部的身体。	0	1	2	3	4	5
18	当我生气时，我注意到自己身体的变化。	0	1	2	3	4	5
19	当我生活出差错时，我的身体可以感受得到。	0	1	2	3	4	5
20	平静后，我注意到自己身体的感觉不一样了。	0	1	2	3	4	5

	描 述	从来没有					总是如此
21	当我觉得舒服时，我注意到自己的呼吸变得轻松、平顺。	0	1	2	3	4	5
22	当我觉得快乐或愉悦时，我注意到自己身体的变化。	0	1	2	3	4	5
23	当我觉得透不过气时，我可以在心中找到宁静。	0	1	2	3	4	5
24	当我在觉察自己的身体时，我感到宁静。	0	1	2	3	4	5
25	我可以用自己的呼吸来降低紧张程度。	0	1	2	3	4	5
26	当我陷入思绪之中，我可以通过关注身体或呼吸来冷静一下。	0	1	2	3	4	5
27	我倾听来自自己身体的有关情绪的信息。	0	1	2	3	4	5
28	心烦意乱时，我会花时间去探索自己身体的感受。	0	1	2	3	4	5
29	我倾听自己的身体信号，它告诉我该怎么做。	0	1	2	3	4	5
30	我在自己身体里感到自在。	0	1	2	3	4	5
31	我感觉自己的身体是个安全的地方。	0	1	2	3	4	5
32	我相信自己身体的感觉。	0	1	2	3	4	5

注：该量表包含 8 个分维度，各分维度采用其对应描述的平均分数。分数越高，表示内感觉越敏感。各个分维度及其对应的描述序号如下：（1）注意力。觉察不舒服、舒服以及不确定的身体感受；Q1、Q2、Q3、Q4。（2）不分心。倾向不忽视、不分散自己疼痛或不舒服的感受；Q5（反向题）、Q6（反向题）、Q7（反向题）。（3）不担心。倾向不担心、不经历伴随痛苦或不舒服而来的情绪；Q8（反向题）、Q9（反向题）、Q10。（4）专注力调试。对身体感受保持及控制专注程度的能力；Q11、Q12、Q13、Q14、Q15、Q16、Q17。（5）情绪觉察。对身体感受与情绪状态的连接的觉察；Q18、Q19、Q20、Q21、Q22。（6）自我调适。通过专注于身体感受而调控困扰的能力；Q23、Q24、Q25、Q26。（7）身体倾听。主动倾听身体信号的内省力；Q27、Q28、Q29。（8）信任。身体的安全、可靠体验；Q30、Q31、Q32。（中文版量表来源：Lin et al., 2017）

内感觉的第三个维度是内感觉自知力，它评估的是内感觉的准确性和敏感度之间的差异。莎拉·加芬克尔（Sarah Garfinkel）在2016年的一项研究中提出"内感觉特质预测误差"（interoceptive traits prediction error, ITPE）的概念，它的计算方法是将（主观）内感觉敏感度的标准分与（客观）内感觉准确性的标准分相减，正值表示人们对自己内感觉能力的高估（主观＞客观），负值则表示对自身内感觉能力的低估（主观＜客观）（Garfinkel et al., 2016）。ITPE的绝对值越大，代表主客观两个内感觉维度的差异越大，即人们对自己内感觉能力的主观认知越不准确。内感觉自知力被认为是独立于准确性和敏感度的一个维度。例如，自闭症人士的内感觉准确性偏低，而敏感度偏高，因而自知力偏低，反映了他们主观报告的内感觉能力高于客观的内感觉准确性得分，主客观一致性较差。

尚无定论：内感觉缺损研究

自闭症人士内感觉能力的研究在最近十年逐渐兴起，研究者们考察了不同年龄段的自闭症人士在内感觉的三个维度上与健康发育群体的差别。考虑到自闭症群体内部的异质性很大，且不同研究采取的内感觉测量方法有差异，目前这方面的研究尚未得到确切的结论。

首先，在主观报告的内感觉敏感度上，2015年的一项网络调查问卷发现，成年自闭症人士对身体感受的觉察和自身饥渴感受的敏感度显著下降（Fiene & Brownlow, 2015）。相似地，玛丽·埃尔温（Marie Elwin）分析了自闭症人士的自传体记忆文本，发现他们对来自内脏、肌肉关节的感觉以及躯体疼痛的反应比正常人低很多（Elwin et al., 2012）。比如，有自闭症人士这样写道（Elwin et al., 2012）："我几乎不会感到饿和渴，我只能通过别的方法来识别身体的信号。比如，我很久没吃东西后，会晕眩、恶心，这提醒我应该吃点东西了。"还有的自闭症人士对身体状态的整体觉知出现了问题（Elwin et al., 2012）："我的身体感觉很柔软，但我感觉不到它的各个部分在哪里，也感受不到它们之间有联系。"

实际上，内感觉敏感度的异常在莱奥·坎纳医生1943年公布的最早的自闭症病例报告中就被提及。一个患自闭症的8岁女孩，即使因营养不良而昏迷，也从未向家长讲出她有任何身体不适。还有一个5岁的自闭症男孩，他父亲描述道（Kanner, 1943）："我的孩子从来不会有正常的食欲，即使看到别的孩子吃糖果和点心，他也不会有任何反应。"最新的一项质性研究由美国耶鲁大学的团队开展，他们收集了自闭症人士内感觉描述的第一手资料。这项研究的结果与早年的临床资料相吻合，也发现了大多数自闭症人士对内感觉信号不敏感（Trevisan et al., 2021）。例如，他们除了感受不到饥饿，也可能不容易感受到饱："我需要吃得很饱，甚至撑了，才会感到满足。我是一个小个子，我都难以理解所有食物去了哪里……"更严重的情况是，部分自闭症人士由于难以觉察饥饱信号，出现了严重的进食障碍的症状："我经常不吃午饭，有时甚至不吃晚饭……而在许多其他场合，我又吃得太多。我让自己生病了，因为我似乎不知道什么时候我已经不再饿了或者吃饱了。可以说，我一直在与饮食失调作斗争。"除了饥饱，还有人描述了对于排泄的知觉："我对自己将要大小便的感觉不敏感，通常到特别紧急的时候，才不得不去找厕所。"自闭症人士对自己整体的身体状态，如生病、疲劳、疼痛的反应，也很滞后。"只有当别人告诉我'你看起来脸色很差'，我才会意识到自己身体不适，已经生病了。""一天早上我起床时感觉很好，但我走下楼梯时，身体开始不受控制，我跌跌撞撞地撞在墙上，然后呕吐、摔倒了。显然，我发烧了，但我根本不知道怎么回事……我觉得我的大脑和身体的沟通出了问题。"

自闭症人士还可能对内感觉信号感到困惑，即使他们感受到了来自身体内部的信号，也不知道如何解释这些信号及其代表的情绪状态。比如："有时候我会有一种难以言说但无法忽视的身体感受。我不知道这是什么，只能用穷举法去推测它的起因——可能是因为我饿了，可能是我的肠胃有问题，可能是我吃错了东西，还是仅仅是我的自闭症造成的疑病症。""我能理解当人们经历一种特定的情绪时，他们的身体会有相应的感觉。然而，我的身体中有许多感觉与情绪丝毫无关。"（Trevisan et al., 2021）

这些生动的自我描述，结合他们的早年的临床资料，都在告诉我们自闭症人群的内感受敏感度似乎明显降低了。无法检测和准确识别身体内部的信号，会危害自闭症人士的身心健康，比如感受不到饥饱导致的进食行为紊乱，对身体整体状态的感知迟钝使得他们不知道什么时候该吃药和寻求医疗帮助等。

在内感受准确性方面，研究者采用心率监测任务等客观的实验室任务进行测量，最早的一项研究是由金伯利·绍德（Kimberly Schauder）博士完成的，他们发现自闭症儿童在较长持续时间的心率监测任务中数心跳的准确率比健康发育的儿童表现得好。他们将这一结果解释为自闭症儿童更习惯关注内部身体信号，而不是关注外部环境刺激，因而在内感觉准确性上优于普通儿童（Schauder et al.，2015）。遗憾的是，这一结果并没有得到后续研究的进一步验证和支持。比如，采用同样的心率监测任务，丽莎·马什（Lisa Mash）等人 2017 年的研究以及托比·尼科尔森（Toby Nicholson）等人 2019 年的研究都发现，自闭症儿童的内感觉准确性较健康发育儿童明显降低。埃莉诺·帕瑟（Eleanor Palser）等人 2018 年的研究对比了 30 位自闭症儿童与 30 位健康儿童，进一步发现，自闭症儿童的内感觉准确性以及内感觉自知力均有所降低。此外，采用新型的"心跳眼动内感觉"任务，杨晗雪博士团队招募了 117 位 6—13 岁的儿童参与内感觉准确性的测量，其中包括 54 位自闭症儿童和 63 位健康发育的儿童（Yang et al.，2022a）。她们的研究结果发现，自闭症儿童以及共患注意缺陷多动障碍的自闭症儿童，均表现出更差的内感觉准确性；在健康发育的儿童中，表现出类似自闭症症状的亚临床高自闭特质儿童的内感觉准确性显著低于低自闭特质儿童。这一结果佐证了"自闭症的内感觉缺损理论"，从"健康→亚临床→临床"整个连续谱系的视角支持了自闭症相关症状越严重，内感觉准确性越低的结论。

在成人自闭症群体中，内感觉准确性的研究结果相当不一致。采用心率监测任务，马什（2017）、尼科尔森（2018，2019）以及普尼特·沙阿（Punit Shah）（2016）等人率领的三个团队的四项研究，均未检测到成年自闭症人士和健康成人在心率准确性上的显著差异。另两项分别来自加芬克尔（2016）和凯芮-丽娜·马尔（Cari-Lène Mul）（2018）研究团队的研究则发现，成人自闭症人士的内感觉准确性显著下降，自我报告的敏感度则显著上升，表现为内感觉自知力降低，对自己的内感受能力过度自信。

读者们看到这里可能会充满困惑，自闭症人士的内感觉准确性到底发生了怎样的改变？虽然我暂时无法给大家肯定的答案，但从目前的证据来看，自闭症儿童的内感觉准确性较健康儿童更可能出现降低的趋势；而进入成人期，自闭症人士与同年龄段的健康人士之间的差距可能有所缩小。究其原因，年龄本身就是影响内感觉准确性的重要因素。进入成年期后，人的觉察身体信号的准确性自然地逐渐衰退，这可能会缩小健康成人和成年自闭症人士之间的差异。当然，也有可能随着年龄的增长，自闭症人士采用了一些补偿性策略来弥补原先落后于人的内感觉准确性。

针对内感觉准确性研究结果的不一致，除了从年龄的角度解释，还有研究者认为，自闭症人士和健康发育的群体之间本身不存在内感受能力的区别，先前研究中发现的自闭症内感觉的缺陷是缘于他们的常见共发问题——述情障碍，即难以识别和描述自身情绪状态。述情障碍在自闭症群体中所占比例高达 50%，而述情障碍与内感觉密切相关。身体的状态（如心跳的速度、肌肉的紧张或放松程度、体温的变化等）能帮助我们意识到自己当下的情绪是好还是坏；一个人的内感觉准确性越强，对自身情绪状态的感知就越灵敏。未来的研究可以根据是否伴发述情障碍将自闭症群体分为两个亚组，以此进一步探索内感觉能力，从而尝试回答内感觉准确性、自闭症症状和述情障碍之间的关系。

关于内感觉的神经机制，研究者主要聚焦的脑区是岛叶。岛叶是不在大脑表面的皮质区域，它位于大脑外侧沟的深处。早在 1926年，就有神经生理学家发现岛叶中存在一类形态似大纺锤的、反应快速的神经元，称作"冯·伊科诺莫"（von Economo）神经元。这类神经元能快速收集身体内部的感觉和情绪信号，传递信息到下丘脑和脑干的众多神经核团，被认为是内感觉的神经元基础。在解剖形态学上，岛中央沟将岛叶分成前岛叶和后岛叶（见图 7-3）。内脏和身体发出的感觉信号经过感觉上行传输通路在脑干汇合，进一步传递到岛叶、前扣带回等皮质区域。其中，后岛叶直接接收内感觉的信号，将其传递至前岛叶，再经由前岛叶将内感觉信号广泛地投射到负责更高级的知觉和认知加工的皮质，如前扣带回、前额叶等区域，最终形成一种内在自我的感觉，而自我的认知也被认为是内感觉信号最高层次的表征。

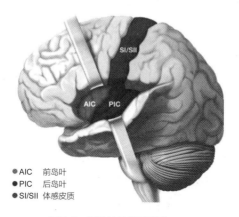

图 7-3　岛叶的位置示意图
（图片改编自：Chen et al., 2021）

　　与自闭症的内感觉异常相关的脑影像研究主要分为两个层面。第一个层面是探究在静息状态（即参与者安静地躺在磁共振扫描仪里，没有任何附加的认知任务）下，自闭症群体负责内感觉的脑区与其他脑网络之间的功能连接（功能连接可以理解成两个脑区之间协同工作、交流信息的强度）。这些研究都比较一致地发现，自闭症人士的内感觉脑网络连接效率下降。例如，斯约尔德·埃比施（Sjoerd Ebisch）等人 2011 年的一项研究对比了 12—20 岁的 14 位高功能自闭症人士和 15 位健康发育人士的静息态脑网络，发现自闭症人士的前岛叶和后岛叶之间的功能连接异常减弱，且岛叶与杏仁核、身体感觉皮层之间的功能连接也显著降低，研究者指出，以岛叶为核心的内感觉脑网络异常可能是他们主观身体感受异常的神经基础。随后，桑迪·弗朗西斯（Sunday Francis）等人 2019 年在另一组自闭症儿童、青少年群体中重复了上述研究，发现社交功能障碍与内感觉脑网络的功能连接异常降低显著相关。杨晗雪等人的最新研究发现，在健康成人群体中，前岛叶和扣带回的静息态功能连接越强，内感觉准确性越高；在具有类自闭症症状表现的亚临床群体中，岛叶和扣带回的功能连接显著降低（Yang et al., 2023）。这一结果告诉我们，即使在尚未达到临床诊断标准的亚临床群体中，自闭症症状也与内感觉信号在脑网络中的传递和加工的效率降低有关。

第二个层面是采用与内感觉相关的任务，考察自闭症群体大脑的激活水平和模式与健康发育群体之间的差异，这些研究的结果出现矛盾之处。比如，巴勃罗·巴特菲尔德（Pablo Barttfeld）团队的一项研究，对比了高功能成年自闭症人士和健康成人在静息状态、内感觉任务状态（关注自己的呼吸）和外感觉任务状态（聆听声音）下的脑网络连接差异。结果发现，在内感觉状态下，前者以岛叶为中心的脑网络功能连接比健康成人更强；在外感觉状态下，情况恰好相反。研究者解释说，自闭症人士的注意力需要在内外感觉之间转换时，可能过度关注身体内部的感受，忽视了对外部感觉信号的加工（Barttfeld et al., 2012）。然而，更新的一项研究对比了 46 位成年自闭症人士和 54 位健康人士在数心跳任务下的大脑活动模式，发现两组人的岛叶激活水平无显著差异（Failla et al., 2020）。不过，在完成与社会认知相关的任务时，成年自闭症人士的岛叶活动水平确实出现异常降低，这意味着他们的岛叶功能受损。未来仍需要更多的研究去探讨自闭症人士在感受身体内部信号时，其大脑，尤其是岛叶相关的内感觉网络的激活模式，这可以帮助我们更好地理清他们内感觉异常背后的神经机制。

与内感觉相关的干预

根据内感觉缺损理论，自闭症人士由于催产素系统功能不足而出现内感觉信号的异常衰减，这使他们更倾向于依赖身体内部感觉而忽视外部的社会信息，但自闭症人士的神经调控系统紊乱（如岛叶的功能异常）又使他们无法准确地感知内感觉信号。自闭症人士无法敏感地觉察身体内部的信号，更难以将内外感觉整合以获得对所处环境的全局感知，这可能是自闭症人士出现自我缺损、社交障碍的重要原因。例如，让-保罗·诺埃尔（Jean-Paul Noel）博士的研究测量了自闭症人士的心跳内感觉—视觉整合能力，实验中让人们判断自身的心跳与电脑屏幕上呈现的视觉信号是否同步，其结果发现自闭症人士在心跳—视觉同步性判断上非常不准确，说明他们难以同时关注身体内部信号与外部感觉刺激，难以实现内外感觉的整合（Noel et al., 2018）。

目前，内感觉及内外感觉整合的疗法中应用最广泛的是正念
（mindfulness）训练。正念的理念由乔·卡巴-金（Jon Kabat-
Zinn）博士提出，指对当下（即此时此地）保持有意识的觉察，同时
采用一种不评判和不行动的态度，仅仅观察当下发生的事情和自己的
感受。这就好像你开启了上帝视角，看着自己的每个想法和念头来
去，而不执着于某个特定的想法，把它们在思维的传送带上打包，然
后自然地送走。常见的正念训练包括正念呼吸、身体扫描、正念进
食、正念行走等，它还可以融入日常生活的每件小事中。正念训练已
被证明可以缓解焦虑、抑郁等负面情绪，提高人们对自身情绪状态的
觉察和接纳，进而改善情绪调节能力。同时，正念训练在改善认知功
能、提高认知灵活性方面也有一定效果。

由于自闭症人士在内感觉能力方面有缺陷，正念训练有望提高他
们主动倾听自己的身体的能力，帮助他们识别自身的情绪状态。正念
训练还能改善人们对外部世界开放的觉察，有利于自闭症人士更好地
整合内外感受。通迪·洛夫特斯（Tundi Loftus）等人 2023 年的一
项元分析发现，正念训练可以有效地降低自闭症人士的焦虑水平，减
少他们的攻击和破坏行为，提高社交技能。此外，有些干预方案，如
"MYmind 项目"，同时给自闭症儿童、青少年及其家长提供团体的正
念训练，不仅可以帮助孩子减少冗思和担忧，改善自闭症症状，还可
以帮助家长减轻养育压力，更多实现"正念养育"，改善亲子关系。

上述这些证据都支持了正念训练在自闭症群体中的应用前景。需
要注意的是，正念训练对参与者的认知功能有较高的要求，并不适
用于整个自闭症谱系。即使是高功能自闭症人士，在训练过程中也可

能碰到诸多挑战。比如，自闭症的儿童、青少年理解抽象的词汇可能有困难，治疗师需要采用一些具象的、简单易懂的指导语。正念训练过程中，自闭症儿童可能难以长时间保持注意力集中，容易出现厌烦、无聊的情绪，而正念训练如果没有达到足够的训练时长往往效果不佳。这时就需要治疗师在训练过程中有更多的口头提醒，比如时不时提醒孩子将注意力拉回到呼吸上。最重要的是，有很多自闭症孩子觉察内感觉及自身情绪状态的能力是很弱的，他们在训练初期很难跟随指导语去关注自己的身体。针对这种情况，治疗师需要由易到难、循序渐进，比如可以先训练孩子关注外部环境的信息（"我注意到了电风扇的声音""我看到你挠了挠头"），再慢慢地将关注点转向身体内部。训练过程中也可以借助一些工具帮助他们增加对身体状态的感知，例如抱一个柔软的玩偶，贴近胸口，可以帮助孩子感受呼吸带来的胸部起伏。

除了正念训练，还有一些新兴的内感觉干预方式也值得进一步探索。比如，南希·扎克（Nancy Zucker）博士 2019 年专门为进食障碍儿童设计的内感觉暴露疗法，该疗法采用卡通动画图片帮助他们识别和理解各类身体信号（见图 7-4），并教他们采取适当的行动来应对饥饱的感受。路易丝·梅耶霍尔茨（Luisa Meyerholz）博士 2019 年采用生物反馈技术，将实时的心跳以可视化方式反馈给参与者，提高了人们的内感受准确性。此外，杨晗雪博士开发了内外感觉时间同步性判断任务（见图 7-5），要求人们在短时间内同时注意视觉、听觉以及内感觉通道的信号，即在内外感觉通道之间合理分配注意力。任务过程中实时监测参与者的心跳，在电脑屏幕上同时呈现两组刺激，一组是音画刺激，人们需要判断"嘀嘀"声与圆球跳动的频

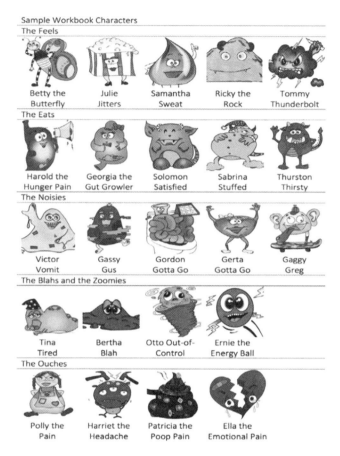

图 7-4　内感觉暴露疗法中使用的动画小人

（图片来源：Zucker et al., 2019）

注：用这些小人代表相应的身体感受，让儿童识别和理解。训练通常从最简单的饥饿、饱足等信号开始，渐而转向一些与身体感受相关的情绪状态和疼痛感。

率是否同步；另一组是心跳刺激，需要判断心形图片的跳动与自身实际的心跳是否一致。通过该任务，我们可以得到人们的内感觉准确性分数、外感觉准确性分数以及内外感觉平衡分数（内感觉和外感觉同

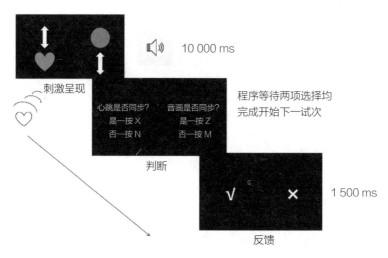

图 7-5　内外感觉时间同步性判断任务流程图

（图片来源：Yang et al., 2022b）

步判断的准确性差异）。更重要的是，任务过程中我们可以根据内外感觉平衡分数的变化来及时提醒参与者调整当前的注意偏向（例如内感受准确性远高于外感受准确性时，提醒参与者将注意更多地转向外界），最终达到内外注意转换自如且平衡的状态。该任务有望在未来运用于自闭症群体，提高他们的内外感觉整合能力。

小结

· 内感觉是人们对身体内部信号的觉知，有准确性、敏感度、自知力三个测量维度。自闭症人士内感觉的研究在最近十年逐渐兴起，由于自闭症群体内部的异质性很高，且不同研究采取的内感觉测量方法有差异，关于该群体的内感觉功能发生怎样的改变尚无定论。

• 内感觉及内外感觉整合的疗法中应用最广泛的是正念训练，它有望降低自闭症人士的焦虑水平，减少攻击和破坏行为，提高社交技能。

• 正念训练对参与者的认知功能要求较高，并不适用于全部自闭症谱系的治疗。研究者正致力于开发一些简单有趣、可操作性强的内感觉干预范式，以提升自闭症人士的内感觉能力和内外感觉整合能力。

第八章

1+1<2：自闭症人士的
跨感觉整合

　　请想象你和一个好友在一家熟悉的咖啡厅见面，整体木制的装修风格搭配暖黄色的灯光，让人感觉分外温馨。空气中弥漫着甜而不腻的现烤面包的浓郁香气，耳边能隐隐约约听到慢板的布鲁斯音乐，还时不时传来咖啡机研磨豆子的声音。你们喝着焦香、微苦的拿铁，相谈甚欢……

　　这就是一个多感官的美妙世界，视、听、嗅、味、触等多感官通道的信息彼此交融、互相影响，共同决定着我们的情绪体验、认知决策和行为。人们常常误以为自己只注意到单一感官的感受，但现实并非如此。我们的大脑实际上拥有超强的能力，可以从纷繁复杂的爆炸式感官信息中，精准识别出哪些信息来源于同一个主体，应该整合加工，哪些信息来源于不同的主体，应该将其独立分开。比如，回到刚才的咖啡厅场景，你在和好友对话的过程中，可以毫不费力地将好友的面孔和说话的声音整合起来，而不会张冠李戴地将好友的声音与邻桌陌生人的脸匹配在一起。心理学家将这一认知加工过程称为"跨感觉整合"（multisensory integration）。

　　跨感觉整合是否发生，主要取决于两方面因素：一是感觉信息本身的物理属性，包括其出现时间、空间和强度。简单地说，两个信号呈现的时间及空间越接近，我们的大脑越有可能认定它们是一体的，将其捆绑在一起。此外，单一感官的信息强度越低（或者说越模糊，不确定性越强），增加另一个感官通道的冗余信息带来的增益效应就越大，跨感觉整合也越容易发生。二是人们的预期、先前的经验和已经习得的联结。比如，我们已经熟知好友的长相和声音，自然而然地会把两者结合在一起。在生命早期，人们通常更多依靠感觉信息的物理属性来判断是否整合不同感官通道的信号。随着我们不断长大，先前经验的作用会越来越强（Wallace et al., 2020）。

　　跨感觉整合的能力，帮助我们获得对外部世界更全面、准确的表征，为更高级的认知、语言和社交能力的发展奠定基础。小婴儿在学习母语时，会把注意力转向爸爸妈妈的嘴巴部位，通过唇形运动辅助理解新单词。人们在社会交往的过程中，会结合面部表情、语音和语调、手势、姿态，甚至是对方呼吸的气流轻拍在皮肤上的感受，来更好地理解对方说话的意图及背后微妙的情绪变化。即使是非社会性的简单信息，多感官信息的呈现，如搭配着皮球弹动画面的有规律的咚咚声，也能帮助人们更快地检测、定位并成功识别物体。因此，跨感觉整合能力的发育异常可能会诱发一系列反应，影响后期更高级的认知和社交技能的发展，来自自闭症群体的大量研究支持了这一推论。

独特的解码方式：自闭症人士的跨感觉整合异常

　　在自闭症的跨感觉整合的研究领域，视听整合能力备受关注。讲到视听整合能力，不得不提的就是麦格克效应（McGurk effect）。有趣的是，这个经典效应的发现纯属意外。那是在 1976 年，哈利·麦格克（Harry McGurk）和约翰·麦克唐纳（John MacDonald）两位学者正开展关于婴儿语言发展的实验。他们把一个人对着镜头讲话的画面配上不同的声音，神奇的事情发生了：捂住耳朵，在荧幕上你会看到有个人的嘴型，他一直说着"ga ga ga"；闭上眼睛，只听声音你会听到他的发音是"ba ba ba"。同时出现两个冲突的信息时，你可能会认为大脑必须艰难抉择相信其中一个，但这时并不是简单的

"眼见为实"或者"耳听为实"的二选一，人们更可能报告听到了一个融合产物"da da da"。很神奇吧！推荐大家都去看看麦格克效应的影片，因为看过才会相信我们大脑强大的跨感觉整合能力！

说回自闭症，2019 年的一项元分析汇总了所有对比自闭症人士和健康发育人士的麦格克效应强弱的研究，发现自闭症群体更少整合言语的视听信号，他们更少报告麦格克效应（Zhang et al., 2019）。此外，在噪声环境中，自闭症人士的唇读能力也较弱。在单一听觉通道的语音识别任务中，儿童需要从背景噪声中识别出目标单词，自闭症儿童的表现并不比健康发育的儿童逊色；但当加上唇形运动的视频画面作为辅助时，情况就大不相同了。对于健康儿童，唇动信息简直是雪中送炭，可以大大提升他们在噪声环境中的言语识别能力；可对于自闭症儿童，唇动信息的作用微乎其微，他们难以充分利用这一视觉帮手来更好地理解语言。我们在与人交谈的过程中常常会使用功能性手势，来帮助表达一些难以用语言准确传达的含义。自闭症人士就很难从他人的手势中获益，也很少自发运用手势来表达自己的需求和意图。

自闭症人士视听整合能力的异常是否受到实验中选用的刺激材料的复杂性的影响仍是一个有争议的话题（Feldman et al., 2018）。采用言语信息作为刺激材料，绝大部分研究都发现，自闭症群体的视听整合能力下降，这会进一步影响他们的言语沟通和社交能力。若采用简单、无意义的视觉和听觉信号，自闭症人士能否胜任视听整合的任务？不同研究的结果颇有分歧。比如，声音诱发闪光错觉（sound induced flash illusion, SIFI）是一个典型的视听整合错觉现象，它指当视觉闪光刺激与间隔 100 毫秒以内的听觉声音刺激以不等数量呈现时，人们知觉到视觉闪光的数量与听觉声音的数量相等。具体而言，当一个视觉闪光伴随两个声音时，单个视觉闪光会被错误知觉为两个视觉闪光，这被称为"裂变错觉"。而当两个视觉闪光伴随一个听觉声音时，两个视觉闪光会被错误知觉为一个视觉闪光，也被称为"融合错觉"（见图 8-1）。目前，有两项研究发现，自闭症人士产生声音诱发闪光错觉的频率更低，另两项研究则没有发现显著的组间差异。因此，马克·华莱士（Mark Wallace）等研究者指出，自闭症人士的视听整合困难可能具有社会 / 言语特异性，即只有在包含社会或言语信息的场景中，他们才会难以应对，无法有效地整合视觉和听觉信号。若选用的视听刺激是简单、无意义的信号，自闭症人士可能能够胜任跨感觉整合任务（Wallace et al., 2020）。

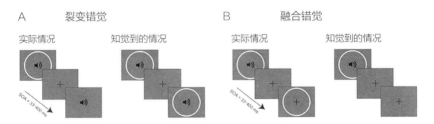

图 8-1　声音诱发闪光错觉

注：A 图为裂变错觉，B 图为融合错觉。SOA 代表刺激呈现的不同性（stimulus onset asynchrony），即两个刺激呈现的时间间隔。

　　自闭症群体视听整合能力异常的另一个例子就是，他们难以利用视觉和听觉信号的时间接近性线索来决定是否将两个信息整合。如前所述，在跨感觉整合过程中，两个信号的呈现时间越接近，我们就越有可能将其捆绑、觉知为同一整体。只有当一对感觉刺激（如言语声音和唇动图像）呈现的时间差小于某个范围时，大脑才可能把它们觉知为同步的，并将其整合到一起，这个特定的时间范围被称为"视听时间整合窗"。考虑到光和声音在空气中的传播速度不同，加之视觉和听觉信号从外周神经传递到大脑皮层的时间有差异，一定程度的时间差容忍性（即适当大小的时间整合窗）有助于我们更连贯地觉知自己身处的世界。但如果视听时间整合窗过大，就意味着把不相关、本该分离的刺激整合到了一起，会导致感觉信息过载，使我们感知到的世界变得混乱和模糊，降低日常沟通交流的质量。

目前有超过 20 项研究考察了自闭症人士的视听时间整合能力，结果发现自闭症儿童、青少年的视听时间整合窗出现异常增大（甚至是健康儿童的 2 倍以上）的情况（见图 8-2），即他们更可能将时间上分离的无关视听信号错误地整合到一起，这与他们的社交障碍、语言发育迟缓显著相关（Zhou et al., 2020）。而采用眼动技术，研究

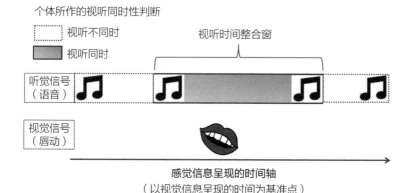

图 8-2　视听时间整合窗的示意图

注：视觉信号和听觉信号呈现的时间差异必须小于某一范围（图中实心部分），人们才可能判定它们是同步的，会将其整合到一起。超出这一范围（图中虚线部分），便会判定视听不同步。视听时间整合窗过大，意味着人们难以准确地将无关的视听信号分离，会影响正常的沟通交流。

者们发现，自闭症儿童在视听时间同步判断任务中，更少关注说话者的嘴部，他们不太懂得如何从唇形运动中提取有价值的言语视觉信号，来和听到的声音进行时间上的匹配。不过，随着年龄的增长，成年自闭症人士的视听时间整合窗和健康成人之间的差异似乎慢慢缩小了，有研究者指出，他们可能有迎头追赶的潜力，只是发展速度偏慢（Beker et al., 2018）。即便如此，在与他人建立社会联系最关键的儿童和青少年期无法保证高效的视听言语整合，也会给人际关系和社会功能带来难以磨灭的负面影响。因此，我们需要在生命早期尽早开展一些干预训练，帮自闭症孩子更早地踏入正常的视听整合发展轨道。

关于自闭症视听整合异常的脑机制，我曾总结了 30 篇核磁共振和脑电的相关研究（见图 8-3），结果发现，在自闭症群体中，与呈现单一通道的信息相比，视听双通道信息共同呈现导致大脑活动 1+1＞2 的超可加性效应（super-additivity effect）显著小于健康发

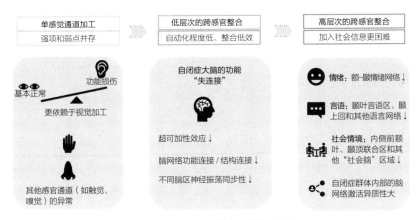

图 8-3　自闭症感觉整合异常的脑机制

注：图中"↓"表示功能下降。

育人士。此外，自闭症人士的感觉皮质和一些负责跨感觉整合的高级认知皮质之间的功能联系减弱，提示不同脑区之间的信息交流和传递效率降低，这可能阻碍他们发展全局性地统合不同感官的信号，对外部世界形成整体认识的能力。

有意思的是，当实验材料是包含语言、情绪等社会信息的视听信号时，自闭症人士大脑活动的异常更加明显。具体而言，他们更难以充分调动前额叶、颞叶联合皮质等"社会脑"的区域，或者只能依靠其他一些补偿性认知策略（如认知控制、抽象归类）来识别人们面孔和语音背后隐藏的情绪。即便有部分研究做比较发现，自闭症群体和健康发育群体在加工多感官信息时大脑的活动不存在显著差异，自闭症群体内部的个体差异也更大。换句话说，"来自星星的"自闭症人士可能有其独一无二的解码世界的方式，在理解外部的社会信息时拥有独特的眼光，更难用一套统一的模式去概括。

若要问视觉和听觉哪个感官通道对自闭症异常视听整合能力的作用更大，脑影像的研究似乎支持听觉加工缺损在其中更具重要性。在观看人们对着屏幕说话的视频时，自闭症人士的听觉皮质（如颞叶的听觉言语区）激活明显减弱，而负责面孔知觉的视觉脑区活动基本正常，且听觉皮质的异常活动模式与自闭症的症状严重程度相关。甚至在纯听觉的任务中，自闭症人士都倾向于调用视觉区作为辅助，来支持他们捉襟见肘的听觉加工困难。难怪自闭症孩子常常被视为"视觉风格的学习者"，这提示我们未来的干预可以多多借用视觉工具作为辅助（如图片、漫画，详见第三章），帮助他们减轻语言学习、人际沟通等以听觉为主的任务的沉重负担。

虽然在跨感觉整合领域中，视听整合是研究者关注的重点，但也有人开始探究其他感官通道。比如，触觉信号如何与视觉、听觉通道的信息交互呢？不知道大家是否听说过"橡胶手错觉"（rubber hand illusion）这一经典心理学实验（见图 8-4）。用刷子同时轻刷一只橡胶手和不在你视野范围内的真手，短短几分钟后，人们就会产生橡胶手好像变成自己的手的错觉，且对自己手臂位置的知觉也会偏移向橡胶手所在的位置（被称为"本体觉漂移"）。这一现象既反映了人们会整合加工触觉和视觉信息，又反映了我们身体边界的可塑性，一点小小的伎俩就可以让我们把本来不属于自己身体的外部事物包含到自我身体觉知中。实际上，往往是情商高的人更容易站在别人的视角看问题，他们的"自我—他人身体边界"更模糊，也更可能出现橡胶手错觉。但自闭症人士不太容易被视觉假象蒙骗，多项研究证实他们更多依赖自己的本体觉和内感受，较难产生橡胶手错觉，且这一倾向与他们更差的共情能力、更低的催产素水平相关（Crespi & Dinsdale, 2019）。

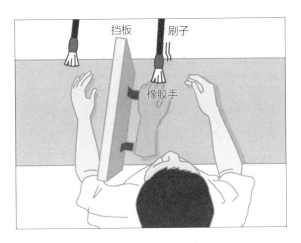

图 8-4　橡胶手错觉示意图

（图片来源：Yamamoto, 2020）

除了橡胶手错觉，还有一个有趣的心理学实验——近体空间（peripersonal space）任务，也可以反映人们如何整合触觉信号和外部的视听刺激。近体空间是身体与外界环境发生交互的地方，出现在近体空间的视听刺激，既可能是威胁信号，会诱发自我防御，也可能指导人们进行目标导向的抓取行为（Serino, 2019）。大家可以想象，一个向你飞速砸来的篮球，当它距离你的身体越来越近时，我们会下意识地出现闪躲反应；渐渐逼近、音量越来越大的汽车鸣笛声，也会引起我们的警觉。在猴子脑部插入记录电极，可以发现，即使还没真的到来，身体周围的视听觉刺激也会激活后顶叶和腹侧前运动皮质等多感官加工的区域。作为自我和外界的缓冲区，身体自我空间并非一成不变，它会随情境的需要而灵活伸缩：工具的使用（如用长棍去够远处的物体）可以扩大近体空间；不同的社会情境也会改变近体空间的大小。如刚刚与陌生人见面时，我们会有一个礼貌性的空间让渡（即近体空间缩小），而与陌生人友好互动后近体空间又会扩大，甚至与他人的身体空间发生一定的重叠和融合。近体空间的灵活变化对我们探索外部世界、进行社交互动起着重要的作用。

在心理学实验中如何测出一个人近体空间的大小呢？最常用的是听觉—触觉反应时交互任务或者视觉—触觉反应时交互任务（见图8-5）。人们需要完成的任务很简单，就是当感受到手指的触觉振动时尽快按键。虽然不需要理会实验中同时呈现的听觉或视觉信号，但人们似乎会不受控地被这些"无关"信息影响。比如，当外部的声音或闪光灯逼近至一定距离时，人们对触觉信号的按键反应会明显加快。实验者就是要找到这个能让人们的触觉反应加速的空间范围，将其作为近体空间大小的估计值。虽然当前的证据不多，但是马尔团队

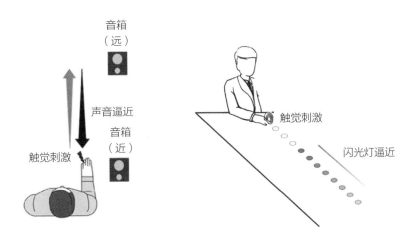

图 8-5　近体空间的实验室任务：听觉—触觉反应时交互任务（左）和视觉—触觉反应时交
互任务

（图片来源：Noel et al., 2020）

和让-保罗·诺埃尔团队的两项研究都发现，自闭症人士的近体空间
更小，他们的自我—他人的边界更陡峭（Mul et al., 2019; Noel et
al., 2020）。换句话说，自闭症人士的身体意象可能是更"清晰、冷
峻"的，他们与外界的区分更加"泾渭分明"，不容模糊，这种过于
僵化的身体边界可能会阻碍自闭症人士与他人融洽相处。此外，让-
保罗·诺埃尔博士的另一项研究还发现，自闭症人士的近体空间不会
根据不同的社会情境有所伸缩。当有陌生人坐在他们对面时，自闭症
人士无法像健康人士那样礼貌性地让出部分自我空间，这与他们社会
认知的缺损相关（Noel et al., 2022）。

　　橡胶手错觉和近体空间任务反映人们统合触觉和外部视听觉信
号的跨感觉整合能力，常被研究者用来证明自闭症人士的身体自我
（bodily self）或者空间自我（spatial self）表征的异常（Noel et al.,

165

2017）。他们更多地像是把自我包裹在一个狭小的玻璃泡泡中，这个泡泡无法伸缩，也难以打破，使自己与外界隔绝。如何使自闭症人士的自我身体空间更具可塑性，使得他们的自我—他人的界限更柔和、平缓，以更好地融入人群和社会，是当前神经科学和心理学继续探究的热门话题。

自闭症与联觉

在跨感官知觉领域，还有一个必须提及的有趣"超能力"就是联觉。联觉指的是某一种感官通道的刺激同时引发另一种通道的感觉。比如，听到 G 小调的钢琴和弦，你的眼前似乎会出现光滑的蓝色立方体；看到"陌生人"这个单词，你嘴里好像嚼着一颗橄榄……虽然联觉的形式多种多样，且从理论上来讲，任何两种感官的组合都有可能，但实际上最常见的联觉反应是与语义相关的。比如，字母或者数字会与某种特定的颜色相连（字母 A 是红色的，数字 2 是黄色的）。据英国爱丁堡大学的心理学家朱莉娅·西姆纳（Julia Simner）估计，大约 4% 的人拥有联觉体验，其中超过 1% 的人体验到的是字符—颜色联觉。有意思的是，自闭症群体中拥有联觉的比例要高于普通人群。即便是在健康群体中，联觉也与自闭症相关的特质存在显著正相关。

为什么自闭症会和联觉产生关联呢？荷兰心理学家特萨·范·列文（Tessa van Leeuwen）总结了以下几点原因（van Leeuwen et al., 2020）。首先，联觉和自闭症都是高度可遗传的，一些基因学和家系研究发现，两者可能共享一些基因的变异。其次，从脑机制上来看，联觉通常被认为是不同脑区之间的连接过强造成的。各种感知能力在开始时是混沌一体、彼此交融的，只是在成长的过程中不同感觉皮层才各司其职，逐渐分开。但联觉者在发育过程中，负责不同感官的脑区没有成功地实现突触修剪，导致彼此之间出现信息串扰、交叉激活的现象。因此，联觉更容易出现在相应脑区距离较近的两个刺激通道（如味觉—听觉、字母—颜色）。而自闭症儿童在生命头几年大脑过度发育，脑区连接过度增强，直至进入成年期才转变成"整体脑网络连接减弱，局部脑区连接增强"的情况。研究者推测，自闭症人士在发育过程中不同脑区之间的功能分化不充分，可能是他们更容易出现联觉体验的原因，也有神经递质层面的证据佐证了这一观点。不管是联觉者还是自闭症人士，大脑中兴奋性和抑制性神经递质的天平都倒向兴奋性递质，表现为兴奋过度而抑制不足。过度兴奋的大脑神经递质被用来解释两类群体的一些共同的异常感觉体验。最后，联觉者和自闭症人士在认知模式上也有很多相似之处。他们都存在更严重的感觉敏感问题，在视觉注意模式上都偏向于牺牲整体而关注细节，甚至联觉者也更可能存在社交沟通上的障碍。

高功能自闭症和联觉若同时集于一身，就更可能造就音乐、美术或记忆方面的天才。一个著名的个案是欧洲的自闭症男孩丹尼尔·塔米特（Daniel Tammet），他同时体验到多种联觉。他保持着将圆周率记忆到 20 000 位以上的欧洲纪录，能够在脑海中快速完成六位数乘法，在语言学习方面也表现出不同寻常的天赋。重要的是，塔米特说，他的通感帮助自己拥有这些非凡的技能，因为通感给他提供了丰富的编码和检索机会。他的记忆和计算技能得益于他对数字的回忆可以采用数字、颜色、形状和纹理等多种不同形式。再如，能背下日历是一些高功能自闭症人士令人瞠目结舌的技能，他们能记住几百年的日历，随便一个日子都能准确说出是星期几，而这种超能力的背后可能有序列—空间联觉（sequence-space synesthesia）的辅助。拥有序列—空间联觉的人，能够在身体周围的空间里或者在自己头脑中"看到"时间，年份、月份、星期几这些时间序列以某种特定的空间模式呈三维可视化排列（见图8-6）。

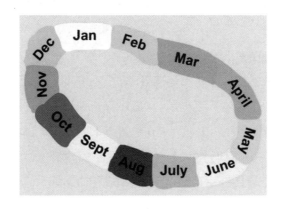

图8-6　序列—空间联觉

（图片来源：van Leeuwen et al., 2020）

注：时间序列（如月份）以特定的空间位置排布，有时这种排布会围绕着联觉者的身体，有时甚至每个序列会对应特定的颜色。

关于自闭症和联觉之间关系的探究仍在继续，似乎可以肯定的是，他们都是"被上帝精心挑选的人"——拥有独特的脑回路和非凡的感知，他们感知到的世界有很多不寻常之处。大多数人虽然无法走入联觉者丰富的跨感官世界，不过，平常多读读"微风过处，送来缕缕清香，仿佛远处高楼上渺茫的歌似的"（朱自清《荷塘月色》），"歌台暖响，春光融融；舞殿冷袖，风雨凄凄"（杜牧《阿房宫赋》）这样多感官融通、不分界限的"通感"诗文，全身心地感受生活，说不定也可以拥有视、听、嗅、味、触觉彼此打通的浪漫体验！

自述：信息过载的跨感官世界

当询问自闭症人士哪些感官信息会给他们带来痛苦、不适或者造成困扰时，他们更多提到的是单一感觉通道的刺激，比如耀眼的闪光、刺耳的噪声或者衣物上的标签。但实际上，我们生活的世界是多感官信息同时存在的，尤其在社交场景中，人们的举手投足、一颦一笑、轻声呢喃，抑或高谈阔论、礼貌性握手、热情拥抱，还有身上的香水味或汗味，这些纷繁的感官信息一股脑儿涌来。对于单一感官的信息都有所畏惧的自闭症人士，他们又该如何应对多感官信息的狂轰乱炸？

索菲·博尔德森（Sofie Boldsen）博士访谈了多位高功能成年自闭症人士，询问他们在社交活动中的感受和体验。研究结果发现，小到家庭聚餐、与朋友的日常会面，大到参加派对、社团活动或者公开表演，自闭症人士最常见的描述是信息过载的被压倒感和茫然无措感（Boldsen, 2022）。社交情境中的多感官信息通常被自闭症人士认为是混乱的、难以预测的，甚至是威胁性的。

例如，一位 26 岁的自闭症女士这样描述她在一次家庭聚会中对嘈杂人声的感受（Boldsen, 2022）："它就像一条持续不断的声音毯子，不断向你袭来，直到你完全迷失方向。你真的无法逃脱，它如同一片大海……无处不在，你无法逃脱。我不知道这些声音是否具有穿透力……好像他们正抵达心灵的更深层次。"这位女士将周围的谈话声形容成一片海洋，以侵入性或穿透性方式袭击着她。社交聚会的感官信息于她而言过于密集和饱和，以至于周围的对话不再是有意义的言语，而是溶解成无法辨认的噪声。

与之相似，另一位 17 岁的自闭症女孩讲述了她试着在一场派对中与人交谈，但因感官信息超载而失败的经历（Boldsen, 2022）："有很多人在我周围舞动、旋转，我试着想要看、听和关注一切，但总有点应接不暇。……就像你试图专注于某件事，但是有人一直在你的视野外围轻弹手指，扰乱你的注意。这就是当我坐在一张桌子旁和某人交谈时，那些旋转的舞者给我的感觉。……这有点像有人在你身后出现……就像你几乎能感觉到某人的触摸，而他们实际上没有触摸你。"自闭症人士的感官体验失去了过滤功能，背景环境中应该被忽视的视觉和听觉信息"喧宾夺主"，应该受到关注的互动对象的表情、言语等信息却融入噪声中，无法凸显出来，这使他们淹没在混乱的感官信息海洋中。

自闭症人士无法很好地应付社交场景中轰炸式的多感官信息，他们会想要逃离，想要退缩。如果不得不继续，他们也经常会体验到与外界隔绝的陌生感与疏离感。虽然一些人近在咫尺，自闭症人士却可能感觉他们远在天边，身边的一切变得如梦幻泡影般不真实。一位 17 岁的自闭症女孩这样讲述自己在平安夜家庭聚会中慌乱无措的反应（Boldsen, 2022）："我开始控制不住地颤抖，我觉得我坐不住了……我想要逃离自己的身体，但我知道那是不可能的。不管我做什么，我都无法冷静下来。[采访者：那你怎么办？] 我试着把它推开，但这很困难，因为你听到的声音不可能消失，不管你多么不想听它们。我变得非常安静，封闭自己，这样我就可以更好地集中注意力，我试着关闭……或者进入自己身体的内部……是的，我在自己周围创造了一个与世隔绝的泡泡。"

在近乎灾难的社交场景中，自闭症人士又是如何应对的呢？博尔德森博士在他的访谈研究中作出总结（Boldsen, 2022）。首先，为了在一片混乱中重建秩序感，他们可能会选择一个感官聚焦点，就像抓住了一棵救命稻草。"所有东西都像在你身边转来转去，我特别想弄清楚这些东西来自哪里。……我尝试着去关注一些别的东西，可能是向窗外看，也可能是低头盯住桌上的一个玻璃杯……我不知道，但这对我来说可能是有用的，它会让我冷静一点点，并告诉自己'ok，我总算找到了一个重要的东西'。"每个自闭症人士寻求的感觉聚焦点都不相同，可能是一个视觉焦点，也可能是塞上耳机听自己喜欢的音乐，还可能是寻求一个特别用力的拥抱。这些感官聚焦点就像一个锚，让他们在杂乱的感官世界中有所依附，重新找到存在感。

其次，自闭症人士还提到，他们需要刻意付出额外的认知努力去解读互动对象的情感和意图，即使这些过程在普通人看来不费吹灰之力，甚至是自动实现的。比如，一位自闭症人士提到她在公交车上被陌生人问路的场景（Boldsen, 2022）："当有人这样接近我时，我好像僵住了，冒着冷汗。我不知道该怎么回答，在头脑里不断组织着语言。我能感觉到自己变得很奇怪，甚至开始非常注意自己的每一个动作……'正常人'，打引号，就能自然而然地回答她，因为他们能自动化地识别他人的表情和语气。但如果我要回答她，我就首先要弄清楚她的脸在告诉我什么，她的身体姿势是什么，她的语气是什么，她实际上在说什么，她的情绪怎么样。比如，她看起来是不是很生气？她到底是生气，还是惊讶、高兴，等等。所有这些事情都必须在我的脑海中一一弄清楚。人们期望很快得到答案，所以如果你在 30 秒内没有回答，他们就会开始质疑你是否听到了他们的问题。"健康人士的"自动化识别"与近乎直觉的社交反应，对自闭症人士来说可能是非常艰辛的脑力劳动，需要复杂的分析和推理才能赋予社交信息以意义。

与跨感觉整合相关的干预

在自闭症群体中，最常见的跨感官干预方法为感觉统合疗法（sensory integration therapy）。该疗法主要通过滑板、蹦床、攀爬墙、弹力球等特殊装置，让自闭症人士在游戏过程中激活触觉、本体觉、前庭觉等感觉系统，进而达到增强适应性行为，改善其自我调节能力的目的。

感觉统合疗法于 20 世纪 90 年代引入我国，受到研究者、培训机构、学校和广大家长的欢迎，主要针对的干预对象包括学习困难儿童、注意缺陷多动障碍儿童以及自闭症儿童（张挚，翟宏，2011）。感觉统合治疗可以显著改善儿童的行为问题、身体运动协调性、注意力和情绪稳定性等，且以往少数的几项随机对照试验发现，感觉统合疗法能显著改善自闭症儿童的目标导向行为。不过，此种干预方法的训练项目聚焦的通道中忽视了与社交互动、言语交流密切相关的视听觉加工。至于视听通道的干预训练，国内有长沙的研究者将色彩鲜明的动画图像与简明轻快的乐曲进行电子合成，然后给自闭症儿童播放合成的视听视频，发现视听统合培训可以显著改善这些儿童的注意力，使其情绪更平稳和积极（陈冰梅，等，2012）。另一个深圳的研究团队近年来开发了数字化视听系统，运用仿生海豚高频段声音，以海洋世界作为背景图像，并结合泡沫玩具、灯光等，创造出一个综合系统，进行封闭式康复治疗，发现该系统能改善自闭症儿童的语言障碍、社会交往障碍、生活自理能力等等（汪月娟，等，2016）。

还有研究者聚焦于提高自闭症人士的视听时间整合能力。自闭症人士倾向于将时间上分离的视听刺激错误地捆绑在一起，表现为视听时间整合窗异常增大，这与他们更差的社交功能密切相关。目前已有运用于健康成人群体的感知觉训练，发现它确实能有效提高视听时间整合能力，可将此训练给自闭症人士试用。具体来说，训练过程中给自闭症人士呈现一对视觉和听觉刺激，需要按键判断视听刺激是否同步，电脑在他们每次作出反应后给予相应反馈（即"判断正确"或"判断错误"），这种实时的反馈能促进学习，显著缩短时间整合窗的大小（见图 8-7）。值得注意的是，训练前时间整合窗最大的人群在训练后的提升效果最佳，这提示我们时间整合窗异常增大的自闭症人士或许能从简单的感知觉训练中获益。目前，反馈式视听同步训练开始运用于临床自闭症儿童群体。比如，雅各布·费尔德曼（Jacob Feldman）等人的一项个案研究初步探讨了反馈式视听同步训练用于三位自闭症儿童的效果。他们采用简单的言语刺激（一位女性发出音节"ba"的短视频）为训练材料，发现反馈式视听同步训练可以缩短自闭症儿童的视听整合窗（Feldman et al., 2020）。但这一研究团队后续的更大样本的随机对照试验没有取得满意的效果，他们认为反馈式视听同步训练可能对提升高功能自闭症人士（智商和语言功能在人群平均水平以上）的视听整合能力有益，但对于智力发育落后的儿童，更可能在训练中感到枯燥、无聊和困惑，难以从中获益

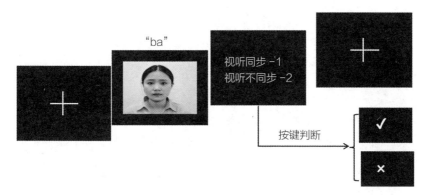

图 8-7　反馈式视听同步训练示意图

（Feldman et al., 2022）。

　　费尔德曼团队的干预研究启发了我们，要让感知觉训练更适用于特殊儿童，训练材料的呈现方式非常重要。在博士导师的指导下，我尝试开发了动画版的反馈式视听同步训练。该训练借用打地鼠小游戏的设计理念，将人类说话的动态面孔镶嵌入小动物的外形轮廓中。每次都有一只小地鼠从地下钻出来，并且镶嵌于其中的人物会说一句话（如"快来打我呀"或"我在这里呀"）（见图 8-8）。实验者通过电脑操控这段说话的小视频音画同步或者音画错位。参与者需要做的是按键判断音画是否同步以打掉小地鼠，只有判断正确时，小地鼠才能被打掉，此时会有一个正性反馈（小地鼠被打入地洞时伴有"答对了，你真棒"的音频）。判断错误时，小地鼠就未被打掉，此时会有一个负性反馈（小地鼠一直停留在地面上，同时出现"打错了，真遗憾"的音频）。改编版的训练更具趣味性，也更易被自闭症儿童接受。这一训练已经在 40 余位自闭症儿童群体中试验性开展，发现它能缩小视听时间整合窗，并有望进一步改善他们的语言理解和社交功能。我

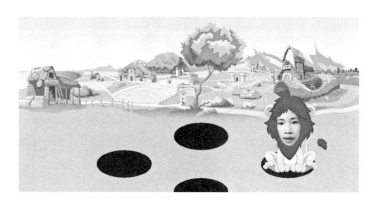

图 8-8　动画版的反馈式视听同步训练任务

们的研究正在继续，希望在不久的将来，反馈式视听同步训练可以帮助更多跨感觉整合存在困难的小朋友。

　　需要注意的是，对于反馈式感知觉训练带来的时间整合窗缩小效应能否迁移到训练任务以外的其他功能上，仍存在争议。我们当然希望视听整合能力的改善不局限于实验室任务，可以泛化到日常实实在在的人际互动场景中。训练效果的持续性也值得关注，虽有初步的证据支持视听时间整合窗的缩小可以维持到训练结束后一周甚至一个月，但尚缺乏追踪研究去探讨视听时间整合能力的提升是否可以更长期地保持。若要收获最佳的效果，视听训练的强度、频率和难度等应该如何设置，也都是亟待研究者们进一步回答的问题。

小结

· 研究者们关注最多的是自闭症人士的视听整合能力。自闭症人士更少将言语视听信号整合，且可能将时间上分离的无关视听信号错误地捆绑到一起，这与他们的社交障碍、语言发育迟缓显著相关。

· 除了视听整合，自闭症人士整合触觉信号和外部视听刺激的能力也存在异常，表现为他们的自我与他人的空间界限可调节性降低，自我身体的空间更狭小、僵硬。

· 多感官信息同时呈现的社交场景往往给自闭症人士带来压倒性的窒息感，这可能是他们回避社交的重要原因。

· 感觉统合训练、视听同步训练等干预方式，有望改善自闭症人士的感觉整合能力，进而提高他们的语言和社交技能。

主要参考文献

Goldstein, E. B., Brockmole, J. R.（2018）. *感觉与知觉* . 张明，等，译 . 北京：中国轻工业出版社 .

陈冰梅，李雪荣，周志明，陈劲梅 .（2012）. 视听统合训练对孤独症儿童注意力与情绪影响的研究 . *中国儿童保健杂志，20*（4），314-316，326.

黄钰杰，赵荣，克丽比努尔·艾尔肯，李晶晶，王俊琪，潘海萍，高军 .（2023）. 自闭症谱系障碍的社会功能障碍：触觉与催产素 . *心理科学进展，31*（5），800-814.

李廷玉 .（2020）. 儿童孤独症谱系障碍的营养干预疗法进展 . 杨玉凤，杜亚松 . *儿童孤独症谱系障碍康复训练指导* . 北京：人民卫生出版社 .

邵志，张雅如，廖丽君 .（2020）. 儿童孤独症的音乐治疗 . 杨玉凤，杜亚松 . *儿童孤独症谱系障碍康复训练指导* . 北京：人民卫生出版社 .

汪月娟，李慧娟，胡效荣，温翠蓉，崔敏，姚春扬，唐必凤 .（2016）. 基于数字化的视听系统结合虚拟现实技术治疗儿童孤独症的病例对照研究 . *中国妇幼保健，31*（22），4777-4780.

杨晗雪 .（2022）. *孤独症谱系障碍的内感觉研究* . 博士学位论文 . 北京：中国科学院大学 .

杨廙，李东，崔倩，蒋重清 .（2022）. 触觉的情绪功能及其神经生理机制 . *心理科学进展，30*（2），324-332.

杨玉凤，杜亚松 .（2020）. *儿童孤独症谱系障碍康复训练指导* . 北京：人民卫生出版社 .

张挚，翟宏 .（2011）. 我国儿童感觉统合训练研究的现状与问题 . *中小学心理健康教育，5*，4-6.

中华医学会儿科学分会发育行为学组，中国医师协会儿科分会儿童保健专业委员会，儿童孤独症诊断与防治技术和标准研究项目专家组 .（2017）. 孤独症谱系障碍儿童早期识别筛查和早期干预专家共识 . 中华儿科杂志，*55*（12），890-897.

周晗昱 .（2021）. *孤独症、精神分裂症及特质群体的视听时间整合能力研究* . 博士学位论文 . 北京：中国科学院大学 .

Bakroon, A., & Lakshminarayanan, V. (2016). Visual function in autism spectrum disorders: A critical review. *Clinical and Experimental Optometry, 99*(4), 297–308.

Barros, F., & Soares, S. C. (2020). Giving meaning to the social world in autism spectrum disorders: Olfaction as a missing piece of the puzzle? *Neuroscience and Biobehaviroal Reviews, 116*, 239–250.

Barttfeld, P., Wicker, B., Cukier, S., Navarta, S., Lew, S., Leiguarda, R., & Sigman, M. (2012). State-dependent changes of connectivity patterns and functional brain network topology in autism spectrum disorder. *Neuropsychologia, 50* (14), 3653–3662.

Baum, S. H., Stevenson, R. A., & Wallace, M. T. (2015). Behavioral, perceptual, and neural alterations in sensory and multisensory function in autism spectrum disorder. *Progress in Neurobiology, 134*, 140–160.

Bennetto, L., Kuschner, E. S., & Hyman, S. L. (2007). Olfaction and taste processing in autism. *Biological Psychiatry, 62*, 1015–1021.

Beck, K. B., Conner, C. M., White, S. W., & Mazefsky, C. A. (2020). Mindfulness "Here and Now"：Strategies for helping adolescents with autism. *Journal of American Academy of Child and Adolescent Psychiatry, 59* (10), 1125–1127.

Beker, S., Foxe, J. J., & Molholm, S. (2018). Ripe for solution: Delayed development of multisensory processing in autism and its remediation. *Neuroscience and Biobehavioral Reviews, 84*, 182–192.

Ben-Sasson, A., Gal, E., Fluss, R., Katz-Zetler, N., & Cermak, S. A. (2019). Update of a meta-analysis of sensory symptoms in ASD: A new decade of research. *Journal of Autism and Developmental Disorders, 49*(12), 4974–4996.

Black, M. H., Chen, N. T. M., Iyer, K. K., Lipp, O. V., Bölte, S., Falkmer, M., Tan, T., & Girdler, S. (2017). Mechanisms of facial emotion recognition in autism spectrum disorders: Insights from eye tracking and electroencephalography. *Neuroscience and Biobehavioral Reviews, 80*, 488–515.

Boesveldt, S., & Parma, V. (2021). The importance of the olfactory system in human well−being, through nutrition and social behavior. *Cell and Tissue Research, 383* (1), 559−567.

Boldsen, S. (2022). Autism and the sensory disruption of social experience. *Frontiers in Psychology, 13*, 874268.

Boyle, R. (2017). Unraveling autism: A multifaceted approach aims to detect, treat and even reverse the disorder. *Outlook Magazine: Washington University School of Medicine in St.Louis, 2016/2017* (winter).

Brang, D., & Ramachandran, V. (2010). Olfactory bulb dysgenesis, mirror neuron system dysfunction, and autonomic dysregulation as the neural basis for autism. *Medical Hypotheses, 74* (5), 919−921.

Buyuktaskin, D., Iseri, E., Guney, E., Gunendi, Z., & Cengiz, B. (2021). Somatosensory temporal discrimination in autism spectrum disorder. *Autism Research, 14* (4), 656−667.

Cakar, M. E., Cummings, K. K., Bookheimer, S. Y., Dapretto, M., & Green, S. A. (2023). Age−related changes in neural responses to sensory stimulation in autism: A cross−sectional study. *Molecular Autism, 14*, 38.

Cannon, J., O'Brien, A. M., Bungert, L., & Sinha, P. (2021). Prediction in autism spectrum disorder: A systematic review of empirical evidence. *Autism Research, 14* (4), 604−630.

Cascio, C. J., Moana−Filho, E. J., Guest, S., Nebel, M. B., Weisner, J., Baranek, G. T., & Essick, G. K. (2012). Perceptual and neural response to affective tactile texture stimulation in adults with autism spectrum disorders. *Autism Research, 5* (4), 231−244.

Cascio, C. J., Moore, D., & McGlone, F. (2019). Social touch and human development. *Developmental Cognitive Neuroscience, 35*, 5−11.

Cattane, N., Richetto, J., & Cattaneo, A. (2018). Prenatal exposure to environmental insults and enhanced risk of developing Schizophrenia and Autism Spectrum Disorder: Focus on biological pathways and epigenetic mechanisms. *Neuroscience and Biobehavioral Reviews, 117*, 253−278.

Chen, W. G., Schloesser, D., Arensdorf, A. M., Simmons, J. M., Cui, C., Valentino, R., Gnadt, J. W., Nielsen, L., Hillaire-Clarke, C. S., Spruance, V., Horowitz, T. S., Vallejo, Y. F., & Langevin, H. M. (2021). The emerging science of interoception: Sensing, integrating, interpreting, and regulating signals within the self. *Trends in Neuroscience, 44* (1), 3-16.

Chernikova, M. A., Flores, G. D., Kilroy, E., Labus, J. S., Mayer, E. A., & Aziz-Zadeh, L. (2021). The brain-gut-microbiome system: Pathways and implications for autism spectrum disorder. *Nutrients, 13*(12), 4497.

Chita-Tegmark, M. (2016). Social attention in autism: A review and meta-analysis of eye-tracking studies. *Research in Developmental Disabilities, 48*, 79-93.

Crespi, B., & Dinsdale, N. (2019). Autism and psychosis as diametrical disorders of embodiment. *Evolution, Medicine, and Public Health, 1*, 121-138.

de Bruin, E. I., Blom, R., Smit, F. M., van Steensel, F. J., & Bögels, S. M. (2015). MYmind: Mindfulness training for youngsters with autism spectrum disorders and their parents. *Autism, 19* (8), 906-914.

Demetriou, E. A., Lampit, A., Quintana, D. S., Naismith, S. L., Song, Y. J. C., Pye, J. E., Hickie, I., & Guastella, A. J. (2018). Autism spectrum disorders: A meta-analysis of executive function. *Molecular Psychiatry, 23* (5), 1198-1204.

DePape, A. M., Hall, G. B., Tillmann, B., & Trainor, L. J. (2012). Auditory processing in high-functioning adolescents with Autism Spectrum Disorder. *PLoS One, 7* (9), e44084.

DuBois, D., Lymer, E., Gibson, B. E., Desarkar, P., & Nalder, E. (2017). Assessing sensory processing dysfunction in adults and adolescents with autism spectrum disorder: A scoping review. *Brain Sciences, 7* (8), 108.

Dunlop, W. A., Enticott, P. G., & Rajan, R. (2016). Speech discrimination difficulties in high-functioning autism spectrum disorder are likely independent of auditory hypersensitivity. *Frontiers in Human Neuroscience, 10* (77), 2382.

Dunn, W. (1997). The impact of sensory processing abilities on the daily lives of young children and their families: A conceptual model. *Infants and Young*

Children, 9, 23–35.

Ebisch, S. J., Gallese, V., Willems, R. M., Mantini, D., Groen, W. B., Romani, G. L., Buitelaar, J. K., & Bekkering, H. (2011). Altered intrinsic functional connectivity of anterior and posterior insula regions in high-functioning participants with autism spectrum disorder. *Human Brain Mapping, 32* (7), 1013–1028.

Ecker, C., Bookheimer, S. Y., & Murphy, D. G. (2015). Neuroimaging in autism spectrum disorder: Brain structure and function across the lifespan. *Lancet Neurology, 14* (11), 1121–1134.

Elwin, M., Ek, L., Schröder, A., & Kjellin, L. (2012). Autobiographical accounts of sensing in Asperger syndrome and high-functioning autism. *Archives in Psychiatric Nursing, 26* (5), 420–429.

Endevelt-Shapira, Y., Perl, O., Ravia, A., Amir, D., Eisen, A., Bezalel, V., Rozenkrantz, L., Mishor, E., Pinchover, L., Soroka, T., Honigstein, D., & Sobel, N. (2018). Altered responses to social chemosignals in autism spectrum disorder. *Nature Neuroscience, 21*, 111–119.

Failla, M. D., Bryant, L. K., Heflin, B. H., Mash, L. E., Schauder, K., Davis, S., Gerdes, M. B., Weitlauf, A., Rogers, B. P., & Cascio, C. J. (2020). Neural correlates of cardiac interoceptive focus across development: Implications for social symptoms in autism spectrum disorder. *Autism Research, 13* (6), 908–920.

Federici, A., Parma, V., Vicovaro, M., Radassao, L., Casartelli, L., & Ronconi, L. (2020). Anomalous perception of biological motion in autism: A conceptual review and meta-analysis. *Scientific Reports, 10*, 4576.

Feldman, J. I., Dunham, K., Cassidy, M., Wallace, M. T., Liu, Y., & Woynaroski, T. G. (2018). Audiovisual multisensory integration in individuals with autism spectrum disorder: A systematic review and meta-analysis. *Neuroscience and Biobehavioral Reviews, 95*, 220–234.

Feldman, J. I., Dunham, K., Conrad, J. G., Simon, D. M., Cassidy, M., Liu, Y., Tu, A., Broderick, N., Wallace, M. T., Woynaroski, T. G. (2020). Plasticity of temporal binding in children with autism spectrum disorder: A single case experimental design perceptual training study. *Research in Autism Spectrum Disorders, 74*, 101555.

Feldman, J. I., Dunham, K., DiCarlo, G. E., Cassidy, M., Liu, Y., Suzman, E., Williams, Z. J., Pulliam, G., Kaiser, S., Wallace, M. T., & Woynaroski, T. G. (2022). A randomized controlled trial for audiovisual multisensory perception in autistic youth. *Journal of Autism and Developmental Disorders, 26*, 4318–4335.

Fiene, L., & Brownlow, C. (2015). Investigating interoception and body awareness in adults with and without autism spectrum disorder. *Autism Research, 8* (6), 709–716.

Foss-Feig, J. H., Heacock, J., & Cascio, C. J. (2012). Tactile responsiveness patterns and their association with core features in autism spectrum disorders. *Research in Autism Spectrum Disorders, 6*, 337–344.

Foss-Feig, J. H., Schauder, K. B., Key, A. P., Wallace, M. T., & Stone, W. L. (2017). Audition-specific temporal processing deficits associated with language function in children with autism spectrum disorder. *Autism Research, 10* (11), 1845–1856.

Francis, S. M., Camchong, J., Brickman, L., Goelkel-Garcia, L., Mueller, B. A., Tseng, A., Lim, K. O., & Jacob, S. (2019). Hypoconnectivity of insular resting-state networks in adolescents with Autism Spectrum Disorder. *Psychiatry Research: Neuroimaging, 283*, 104–112.

Frazier, T. W., Strauss, M., Klingemier, E. W., Zetzer, E. E., Hardan, A. Y., Eng, C., & Youngstrom, E. A. (2017). A meta-analysis of gaze differences to social and nonsocial information between individuals with and without autism. *Journal of American Academy of Child and Adolescent Psychiatry, 56* (7), 546–555.

Frost-Karlsson, M., Capusan, A. J., Perini, I., Olausson, H., Zetterqvist, M., Gustafsson, P. A., & Boehme, R. (2022). Neural processing of self-touch and other-touch in anorexia nervosa and autism spectrum condition. *Neuroimage Clinical, 36*: 103264.

Fründt, O., Grashorn, W., Schöttle, D., Peiker, I., David, N., Engel, A. K., Forkmann, K., Wrobel, N., Münchau, A., & Bingel, U. (2017). Quantitative sensory testing in adults with autism spectrum disorders. *Journal of Autism and Developmental Disorders, 47* (4), 1183–1192.

Garfinkel, S. N., Tiley, C., O'Keeffe, S., Harrison, N. A., Seth, A. K., Critchley, H. D. (2016). Discrepancies between dimensions of interoception in autism: Implications for emotion and anxiety. *Biological Psychology, 114*, 117–126.

Gepner, B., Charrier, A., Arciszewski, T., & Tardif, C. (2022). Slowness therapy for children with autism spectrum disorder: A blind longitudinal randomized controlled study. *Journal of Autism and Developmental Disorders, 52*, 3102–3115.

Gori, S., Molteni, M., & Facoetti, A. (2016). Visual illusions: An interesting tool to investigate developmental dyslexia and autism spectrum disorder. *Frontiers in Human Neuroscience, 10*, 175.

Grandin, T., & Scariano, M. (1996). *Emergence: Labeled autistic.* New York: Warner Books.

Grinker, R. R. (2007). *Unstrange Minds: Remapping the World of Autism.* New York: Basic Books.

Green, S. A., Hernandez, L., Bookheimer, S. Y., & Dapretto, M. (2017). Reduced modulation of thalamocortical connectivity during exposure to sensory stimuli in ASD. *Autism Research, 10* (5), 801–809.

Green, S. A., Hernandez, L. M., Bowman, H. C., Bookheimer, S. Y., & Dapretto, M. (2018). Sensory over-responsivity and social cognition in ASD: Effects of aversive sensory stimuli and attentional modulation on neural responses to social cues. *Developmental Cognitive Neuroscience, 29*, 127–139.

Green, S. A., Hernandez, L., Tottenham, N., Krasileva, K., Bookheimer, S. Y., & Dapretto, M. (2015). Neurobiology of sensory overresponsivity in youth with autism spectrum disorders. *JAMA Psychiatry, 72* (8), 778–786.

Green, S. A., Hernandez, L., Lawrence, K. E., Liu, J., Tsang, T., Yeargin, J., Cummings, K., Laugeson, E., Dapretto, M., & Bookheimer, S. Y. (2019).

Distinct patterns of neural habituation and generalization in children and adolescents with autism with low and high sensory overresponsivity. *American Journal of Psychiatry, 176* (12), 1010–1020.

Green, S. A., Rudie, J. D., Colich, N. L., Wood, J. J., Shirinyan, D., Hernandez, L., Tottenham, N., Dapretto, M., & Bookheimer, S. Y. (2013). Overreactive brain responses to sensory stimuli in youth with autism spectrum disorders. *Journal of American Academy of Child and Adolescent Psychiatry, 52* (11), 1158–1172.

Hadad, B. S., & Yashar, A. (2022). Sensory perception in autism: What can we learn? *Annual Review of Visual Science, 8*, 239–264.

Happé, F., & Frith, U. (2006). The weak coherence account: Detail–focused cognitive style in autism spectrum disorders. *Journal of Autism and Developmental Disorders, 36* (1), 5–25.

Heaton, T. J., & Freeth, M. (2016). Reduced visual exploration when viewing photographic scenes in individuals with autism spectrum disorder. *Journal of Abnormal Psychology, 125* (3), 399–411.

Helt, M. S., de Marchena, A. B., Schineller, M. E., Kirk, A. I., Scheub, R. J., & Sorensen, T. M. (2020). Contagious itching is heightened in children with autism spectrum disorders. *Developmental Science, 24* (2), e13024.

Hernandez–Ruiz, E., Qi, R., Welsh, E., Wampler, M., & Bradshaw, L. (2022). Psychological and neural differences of music processing in autistic individuals: A scoping review. *Journal of Music Therapy, 59* (1), 87–124.

Horlin, C., Black, M., Falkmer, M., & Falkmer, T. (2016). Proficiency of individuals with autism spectrum disorder at disembedding figures: A systematic review. *Developmental Neurorehabilitation, 19* (1), 54–63.

Hummel, T., Rissom, K., Reden, J., Hähner, A., Weidenbecher, M., & Hüttenbrink, K. B. (2009). Effects of olfactory training in patients with olfactory loss. *Laryngoscope, 119* (3), 496–499.

Ide, M., Yaguchi, A., Sano, M., Fukatsu, R., & Wada, M. (2019). Higher tactile temporal resolution as a basis of hypersensitivity in individuals with autism spectrum disorder. *Journal of Autism and Developmental Disorders, 49*, 44–53.

Israelyan, N., & Margolis, K. G. (2018). Serotonin as a link between the gut-brain-microbiome axis in autism spectrum disorders. *Pharmacological Research, 132*, 1–6.

Kaiser, M. D., Yang, D. Y., Voos, A. C., Bennett, R. H., Gordon, I., Pretzsch, C., ... Pelphrey, K. A. (2016). Brain mechanisms for processing affective (and nonaffective) touch are atypical in autism. *Cerebral Cortex, 26* (6), 2705–2714.

Kang, D.-W., Adams, J. B., Gregory, A. C., Borody, T., Chittick, L., Fasano, A., Khoruts, A., Geis, E., Maldonado, J., McDonough-Means, S., Pollard, E. L., Roux, S., Sadowsky, M. J., Lipson, K. S., Sullivan, M. B., Caporaso, J. G., & Krajmalnik-Brown, R. (2017). Microbiota transfer therapy alters gut ecosystem and improves gastrointestinal and autism symptoms: An open-label study. *Microbiome, 5* (1), 10.

Kang, D.-W., Adams, J. B., Coleman, D. M., Pollard, E. L., Maldonado, J., McDonough-Means, S., Caporaso, J. G., & Krajmalnik-Brown, R. (2019). Long-term benefit of microbiota transfer therapy on autism symptoms and gut microbiota. *Scientific Reports, 9*, 5821.

Kanner, L. (1943), Autistic disturbances of affective contact. *Nervous Child, 2*, 217–250.

Ke, X., Song, W., Yang, M., Li, J., & Liu, W. (2022). Effectiveness of music therapy in children with autism spectrum disorder: A systematic review and meta-analysis. *Frontiers in Psychiatry, 13*, 905113.

Key, A. P., & D'Ambrose Slaboch, K. (2021). Speech processing in autism spectrum disorder: An integrative review of auditory neurophysiology findings. *Journal of Speech, Language and Hearing Research, 64* (11), 4192–4212.

Koehler, L., Fournel, A., Albertowski, K., Roessner, V., Gerber, J., Hummel, C., Hummel, T., & Bensafi, M. (2018). Impaired odor perception in autism spectrum disorder is associated with decreased activity in olfactory cortex. *Chemical Senses, 43*, 627–634.

Kumazaki, H., Sumioka, H., Muramatsu, T., Yoshikawa, Y., Shimaya, J., Iwanaga, R., Ishiguro, H., Sumiyoshi, T., & Mimura, M. (2022). Brief report: The effectiveness of hugging a huggable device before having a conversation with an unfamiliar person for autism spectrum disorders. *Journal of Autism and Developmental Disorders, 52* (7), 3294–3303.

Kwakye, L. D., Foss–Feig, J. H., Cascio, C. J., Stone, W. L., & Wallace, M. T. (2011). Altered auditory and multisensory temporal processing in autism spectrum disorders. *Frontiers in Integrative Neuroscience, 4*, 129.

Kyriacou, C., Forrester–Jones, R., & Triantafyllopoulou, P. (2023). Clothes, sensory experiences and autism: Is wearing the right fabric important? *Journal of Autism and Developmental Disorders, 53* (4), 1495–1508.

Landon, J., Shepherd, D., & Lodhia, V. (2016). A qualitative study of noise sensitivity in adults with autism spectrum disorder. *Research in Autism Spectrum Disorders, 32*, 43–52.

Leleu, A., Rekow, D., Poncet, F., Schaal, B., Durand, K., Rossion, B., & Baudouin, J. Y. (2020). Maternal odor shapes rapid face categorization in the infant brain. *Developmental Science, 23* (2), e12877.

Li, N., Li, L., Li, G., & Gai, Z. (2018). The association of auditory integration training in children with autism spectrum disorders among Chinese: A meta-analysis. *Bioscience Reports, 38* (6), BSR20181412.

Lin, F. L., Hsu, C. C., Mehling, W., & Yeh, M. L. (2017). Translation and psychometric testing of the Chinese version of the multidimensional assessment of interoceptive awareness. *Journal of Nursing Research, 25* (1), 76–84.

Little, J. (2018). Vision in children with autism spectrum disorder: A critical review. *Clinical and Experimental Optometry, 101* (4), 504–513.

Liu, Q., Wang, Q., Li, X., Gong, X., Luo, X., Yin, T., Liu, J., & Yi, L. (2021). Social synchronization during joint attention in children with autism spectrum disorder. *Autism Research, 14* (10), 2120–2130.

Loftus, T., Mathersul, D. C., Ooi, M., & Yau, S. H. (2023). The efficacy of mindfulness-based therapy for anxiety, social skills, and aggressive behaviors in children and young people with autism spectrum disorder: A systematic review. *Frontiers in Psychiatry, 14*, 1079471.

Lord, C., Charman, T., Havdahl, A., Carbone, P., Anagnostou, E., Boyd, B., Carr, T., de Vries, P. J., Dissanayake, C., Divan, G., Freitag, C. M., Gotelli, M. M., Kasari, C., Knapp, M., Mundy, P., Plank, A., Scahill, L., Servili, C., Shattuck, P., Simonoff, E., ..., & McCauley, J. B. (2022). The Lancet Commission on the future of care and clinical research in autism. *Lancet, 399* (10321), 271-334.

Luisier, A.-C., Petitpierre, G., Clerc Bérod, A., Garcia-Burgos, D., & Bensafi, M. (2019). Effects of familiarization on odor hedonic responses and food choices in children with autism spectrum disorders. *Autism, 23* (6), 1460-1471.

MacLennan, K., O'Brien, S., & Tavassoli, T. (2022). In our own words: The complex sensory experiences of autistic adults. *Journal of Autism and Developmental Disorders, 52*, 3061-3075.

Markram, K., & Markram, H. (2010). The intense world theory: A unifying theory of the neurobiology of autism. *Frontiers in Human Neuroscience, 4*, 224.

Mash, L. E., Schauder, K. B., Cochran, C., Park, S., & Cascio, C. J. (2017). Associations between interoceptive cognition and age in autism spectrum disorder and typical development. *Journal of Cognitive Education and Psychology, 16* (1), 23-37.

Masson, H. L., Op de Beeck, H., & Boets, B. (2020). Reduced task-dependent modulation of functional network architecture for positive versus negative affective touch processing in autism spectrum disorders, *NeuroImage, 219*, 117009.

Masson, H. L., Pillet, I., Amelynck, S., Van De Plas, S., Hendriks, M., Op de Beeck, H., & Boets, B. (2019). Intact neural representations of affective meaning of touch but lack of embodied resonance in autism: A multi-voxel pattern analysis study. *Molecular Autism, 10*, 39.

Mehling, W. E., Price, C., Daubenmier, J. J., Acree, M., Bartmess, E., & Stewart, A. (2012). The multidimensional assessment of interoceptive awareness

(MAIA). *PLoS One, 7* (11), e48230.

Meyerholz, L., Irzinger, J., Witthöft, M., Gerlach, A. L., & Pohl, A. (2019). Contingent biofeedback outperforms other methods to enhance the accuracy of cardiac interoception: A comparison of short interventions. *Journal of Behavior Therapy and Experimental Psychiatry, 63*, 12–20.

Milano, K., Chatoor, I., & Kerzner, B. (2019). A functional approach to feeding difficulties in children. *Current Gastroenterology Reports, 21*, 51.

Mikkelsen, M., Wodka, E. L., Mostofsky, S. H., & Puts, N. A. J. (2018). Autism spectrum disorder in the scope of tactile processing. *Developmental Cognitive Neuroscience, 29*, 140–150.

Morimoto, Y., Imamura, A., Yamamoto, N., Kanegae, S., Ozawa, H., & Iwanaga, R. (2021). Atypical sensory characteristics in autism spectrum disorders. In: *Autism Spectrum Disorders*. Grabrucker A. M. Exon Publications, Brisbane, Australia.

Mottron, L., Dawson, M., Soulières, I., Hubert, B., & Burack, J. (2006). Enhanced perceptual functioning in autism: An update, and eight principles of autistic perception. *Journal of Autism and Developmental Disorders, 36* (1), 27–43.

Mul, C. L., Cardini, F., Stagg, S. D., Sadeghi Esfahlani, S., Kiourtsoglou, D., Cardellicchio, P., & Aspell, J. E. (2019). Altered bodily self–consciousness and peripersonal space in autism. *Autism, 23* (8), 2055–2067.

Mul, C. L., Stagg, S. D., Herbelin, B., & Aspell, J. E. (2018). The feeling of me feeling for You: Interoception, alexithymia and empathy in autism. *Journal of Autism and Developmental Disorders, 48* (9), 2953–2967.

Murza, K. A., Schwartz, J. B., Hahs–Vaughn, D. L., & Nye, C. (2016). Joint attention interventions for children with autism spectrum disorder: A systematic review and meta–analysis. *International Journal of Language and Communication Disorders, 51* (3), 236–251.

Nicholson, T. M., Williams, D. M., Grainger, C., Christensen, J. F., Calvo–Merino, B., & Gaigg, S. B. (2018). Interoceptive impairments do not lie at the heart of autism or alexithymia. *Journal of Abnorm Psychology, 127* (6), 612–622.

Nicholson, T., Williams, D., Carpenter, K., & Kallitsounaki, A. (2019). Interoception is Impaired in children, but not adults, with autism spectrum disorder. *Journal of Autism and Developmental Disorders, 49* (9), 3625–3637.

Noel, J.-P., Cascio, C. J., Wallace, M. T., & Park, S. (2017). The spatial self in schizophrenia and autism spectrum disorder. *Schizophrenia Research, 179*, 8–12.

Noel, J.-P., Failla, M. D., Quinde-Zlibut, J. M., Williams, Z. J., Gerdes, M., Tracy, J. M., Zoltowski, A. R., Foss-Feig, J. H., Nichols, H., Armstrong, K., Heckers, S. H., Blake, R. R., Wallace, M. T., Park, S., & Cascio, C. J. (2020). Visual-tactile spatial multisensory interaction in adults with autism and schizophrenia. *Frontiers in Psychiatry, 11*, 578401.

Noel, J.-P., Lytle, M., Cascio, C., & Wallace, M. T. (2018). Disrupted integration of exteroceptive and interoceptive signaling in autism spectrum disorder. *Autism Research, 11* (1), 194–205.

Noel, J.-P., Paredes, R., Terrebonne, E., Feldman, J. I., Woynaroski, T., Cascio, C. J., Seriès, P., & Wallace, M. T. (2022). Inflexible updating of the self-other divide during a social context in autism: Psychophysical, electrophysiological, and neural network modeling evidence. *Biological Psychiatry: Cognitive Neuroscience and Neuroimaging, 7* (8), 756–764.

Okumura, T., Kumazaki, H., Singh, A. K., Touhara, K., & Okamoto, M. (2020). Individuals with autism spectrum disorder show altered event-related potentials in the late stages of olfactory processing. *Chemical Senses, 45* (1), 37–44.

Palser, E. R., Fotopoulou, A., Pellicano, E., & Kilner, J. M. (2018). The link between interoceptive processing and anxiety in children diagnosed with autism spectrum disorder: Extending adult findings into a developmental sample. *Biological psychology, 136*, 13–21.

Pan, L., Zheng, L., Wu, X., Zhu, Z., Wang, S., Lu, Y., He, Y., Yang, Q., Ma, X., Wang, X., Yang, H., Zhan, L., Luo, Y., Li, X., Zhou, Y., Wang, X., Luo, J., Wang, L., Duan, S., & Wang, H. (2022). A short period of early life oxytocin treatment rescues social behavior dysfunction via suppression of hippocampal hyperactivity in male mice. *Molecular Psychiatry, 27* (10), 4157-4171.

Parma, V., Bulgheroni, M., Tirindelli, R., & Castiello, U. (2013). Body odors promote automatic imitation in Autism. *Biological Psychiatry, 74*, 220-226.

Parmar, K. R., Porter, C. S., Dickinson, C. M., Pelham, J., Baimbridge, P., & Gowen, E. (2021). Visual Sensory Experiences from the Viewpoint of Autistic Adults. *Frontiers in Psychology, 12*, 633037.

Pavlova, M., Birbaumer, N., & Sokolov, A. (2006). Attentional modulation of cortical neuromagnetic gamma response to biological movement. *Cerebral Cortex, 16* (3), 321-327.

Pellicano, E., & Burr, D. (2012). When the world becomes "too real": A Bayesian explanation of autistic perception. *Trends in Cognitive Sciences, 16* (10), 504-510.

Pellicano, E., & den Houting, J. (2022). Annual research review: Shifting from 'normal science' to neurodiversity in autism science. *Journal of Child Psychology and Psychiatry, 63* (4), 381-396.

Peltier, C., & Becker, M. W. (2017). Individual differences predict low prevalence visual search performance. *Cognitive Research: principles and implications, 2* (1), 5.

Perini, I., Gustafsson, P. A., Igelström, K., Jasiunaite-Jokubaviciene, B., Kämpe, R., Mayo, L. M., Molander, J., Olausson, H., Zetterqvist, M., & Heilig, M. (2021). Altered relationship between subjective perception and central representation of touch hedonics in adolescents with autism-spectrum disorder. *Translational Psychiatry, 11*, 224.

Pieniak, M., Oleszkiewicz, A., Avaro, V., Calegari, F., & Hummel, T. (2022). Olfactory training — thirteen years of research reviewed. *Neuroscience and Biobehavioral Reviews, 141*, 104853.

Powell, H. J., He, J. L., Khalil, N., Wodka, E. L., DeRonda, A., Edden, R. A. E., Vasa, R. A., Mostofsky, S. H., & Puts, N. A. (2023). Perceptual alterations in the relationship between sensory reactivity, intolerance of uncertainty, and anxiety in autistic children with and without ADHD. *Development and Psychopathology*. https://doi.org/10.31234/osf.io/rkhfc.

Puts, N. A., Wodka, E. L., Tommerdahl, M., Mostofsky, S. H., & Edden, R. A. E. (2014). Impaired tactile processing in children with autism spectrum disorder. *Journal of Neurophysiology, 111* (9), 1803–1811.

Quattrocki, E., & Friston, K. (2014). Autism, oxytocin and interoception. *Neuroscience and Biobehavioral Reviews, 47*, 410–430.

Riddiford, J. A., Enticott, P. G., Lavale, A., & Gurvich, C. (2022). Gaze and social functioning associations in autism spectrum disorder: A systematic review and meta–analysis. *Autism Research, 15* (8), 1380–1446.

Riquelme, I., Hatem, S. M., & Montoya, P. (2016). Abnormal pressure pain, touch sensitivity, proprioception, and manual dexterity in children with autism spectrum disorders. *Neural Plasticity, 2016*, 1723401.

Robertson, C. E., & Baron–Cohen, S. (2017). Sensory perception in autism. *Nature Review Neuroscience, 18* (11), 671–684.

Robertson, A. E., & Simmons, D. R. (2015). The sensory experiences of adults with autism spectrum disorder: A qualitative analysis. *Perception, 44*, 569–586.

Rozenkrantz, L., Zachor, D., Heller, I., Plotkin, A., Weissbrod, A., Snitz, K., Secundo, L., Sobel N. (2015). A mechanistic link between olfaction and autism spectrum disorder. *Current Biology, 25*, 1904–1910.

Ruan, H., Eungpinichpong, W., Wu, H., Shen, M., & Zhang, A. (2022). Medicine insufficient evidence for the efficacy of massage as intervention for autism spectrum disorder: A systematic review. *Evidence–Based Complementary and Alternative Medicine, 2022*, 5328320.

Rutherford, M., Baxter, J., Grayson, Z., Johnston, L., & O'Hare, A. (2020). Visual supports at home and in the community for individuals with autism spectrum disorders: A scoping review. *Autism, 24* (2), 447–469.

Sarkar, A., Harty, S., Johnson, K. V.–A., Moeller, A. H., Carmody, R. N., Lehto, S. M., Erdman, S. E., Dunbar, R. I. M., & Burnet, P. W. J. (2020). The role of the microbiome in the neurobiology of social behaviour. *Biological Reviews of*

Cambridge Philosophical Society, 95 (5), 1131–1166.

Serino, A. (2019). Peripersonal space (PPS) as a multisensory interface between the individual and the environment, defining the space of the self. *Neuroscience and Biobehavioral Reviews, 99*, 138–159.

Schauder, K. B., Mash, L. E., Bryant, L. K., & Cascio, C. J. (2015). Interoceptive ability and body awareness in autism spectrum disorder. *Journal of Experimental Child Psychology, 131*, 193–200.

Scheerer, N. E., Boucher, T. Q., Bahmei, B., Iarocci, G., Arzanpour, S., & Birmingham, E. (2021). Family Experiences of Decreased Sound Tolerance in ASD. *Journal of Autism and Developmental Disorders, 52*, 4007–4021.

Shah, P., Catmur, C., & Bird, G. (2016). Emotional decision–making in autism spectrum disorder: The roles of interoception and alexithymia. *Molecular Autism, 7*, 43.

Sharda, M., Tuerk, C., Chowdhury, R., Jamey, K., Foster, N., Custo–Blanch, M., Tan, M., Nadig, A., & Hyde, K. (2018). Music improves social communication and auditory–motor connectivity in children with autism. *Translational Psychiatry, 8* (1), 231.

Sibeoni, J., Massoutier, L., Valette, M., Manolios, E., Verneuil, L., Speranza, M., & Revah–Levy, A. (2022). The sensory experiences of autistic people: A metasynthesis. *Autism, 26* (5), 1032–1045.

Silva, L. M., Schalock, M., & Gabrielsen, K. R. (2015). About face: Evaluating and managing tactile impairment at the time of autism diagnosis. *Autism Research and Treatment, 2015*, 612507–612516.

Singh, K., Connors, S. L., Macklin, E. A., Smith, K. D., Fahey, J. W., Talalay, P., & Zimmerman, A. W. (2014). Sulforaphane treatment of autism spectrum disorder (ASD). *Proceedings of the National Academy of Sciences of the United States of America, 111* (43), 15550–15555.

Sinha, Y., Silove, N., Hayen, A., & Williams, K. (2011). Auditory integration training and other sound therapies for autism spectrum disorders (ASD). *Cochrane Database of Systematic Reviews, 2011* (12), CD003681.

So, W. C., Law, W. W., Cheng, C. H., Lee, C., Ng, K. C., Kwok, F. Y., Lam, H. W., & Lam, K.Y. (2023). Comparing the effectiveness of robot-based to human-based intervention in improving joint attention in autistic children. *Frontiers in Psychiatry, 14*, 1114907.

Stuart, N., Whitehouse, A., Palermo, R., Bothe, E., & Badcock, N. (2022). Eye gaze in autism spectrum disorder: A review of neural evidence for the eye avoidance hypothesis. *Journal of Autism and Developmental Disorders, 53*, 1884–1905.

Sumioka, H., Kumazaki, H., Muramatsu, T., Yoshikawa, Y., Ishiguro, H., Higashida, H., Yuhi, T., & Mimura, M. (2021). A huggable device can reduce the stress of calling an unfamiliar person on the phone for individuals with ASD. *PLoS One, 16* (7), e0254675.

Tavassoli, T., & Baron-Cohen, S. (2012). Taste identification in adults with autism spectrum conditions. *Journal of Autism and Developmental Disorders, 42*, 1419–1424.

Thye, M. D., Bednarz, H. M., Herringshaw, A. J., Sartin, E. B., & Kana, R. K. (2017). The impact of atypical sensory processing on social impairments in autism spectrum disorder. *Developmental Cognitive Neuroscience, 29*, 151–167.

Tommerdahl, M., Tannan, V., Holden, J. K., & Baranek, G. T. (2008). Absence of stimulus-driven synchronization effects on sensory perception in autism: Evidence for local under-connectivity? *Behavioral and Brain Functions, 4* (1), 1–9.

Trevisan, D. A., Parker, T. & McPartland, J. C. (2021). First-hand accounts of interoceptive difficulties in autistic adults. *Journal of Autism and Developmental Disorders, 51*, 3483–3491.

Trevisan, D. A., Roberts, N., Lin, C., & Birmingham, E. (2017). How do adults and teens with self-declared autism spectrum disorder experience eye contact? A qualitative analysis of first-hand accounts. *PLoS ONE, 12* (11), e0188446.

Valenzuela-Zamora, A. F., Ramírez-Valenzuela, D. G., & Ramos-Jiménez, A. (2022). Food selectivity and its implications associated with gastrointestinal disorders in children with autism spectrum disorders. *Nutrients, 14*, 2660.

van de Cruys, S., Evers, K., van der Hallen, R., van Eylen, L., Boets, B., de-Wit, L., & Wagemans, J. (2014). Precise minds in uncertain worlds: Predictive coding in autism. *Psychological Review, 121* (4), 649–675.

van Leeuwen, T. M., Neufeld, J., Hughes, J., & Ward, J. (2020). Synaesthesia and autism: Different developmental outcomes from overlapping mechanisms? *Cognitive Neuropsychology, 37* (7–8), 433–449.

Wada, M., Suzuki, M., Takaki, A., Miyao, M., Spence, C., & Kansaku, K. (2014). Spatio-temporal processing of tactile stimuli in autistic children. *Scientific Reports, 4*, 5985.

Wada, M., Hayashi, K., Seino, K., Ishii, N., Nawa, T., & Nishimaki, K. (2023). Qualitative and quantitative analysis of self-reported sensory issues in individuals with neurodevelopmental disorders. *Frontiers in Psychiatry, 14*, 1077542.

Wallace, M. T., Woynaroski, T. G., & Stevenson, R. A. (2020). Multisensory Integration as a Window into orderly and disrupted cognition and communication. *Annual Reviews of Psychology, 71*, 193–219.

Williams, Z. J., He, J. L., Cascio, C. J., & Woynaroski, T. G. (2021). A review of decreased sound tolerance in autism: Definitions, phenomenology, and potential mechanisms. *Neuroscience and Biobehavioral Review, 121*, 1–17.

Yamamoto, H. (2020). Touch stimulates emotions influencing vision and hearing. *HEALTHIST*, 264.

Yamasue, H., & Domes, G. (2017). Oxytocin and autism spectrum disorders. *Current Topics in Behavioral Neurosciences, 35*, 449–465.

Yang, H. X., Zhang, Y. J., Hu, H. X., Wang, L. L., Yan, Y. J., Lui, S. S. Y., Wang, Y., & Chan, R. C. K. (2023). Relationship between interoception and autistic traits: A resting-state functional connectivity study. *Journal of Autism and Developmental Disorders*. https://doi.org/10.1007/s10803-023-06050-2.

Yang, H. X., Zhou, H. Y., Li, Y., Cui, Y. H., Xiang, Y., Yuan, R. M., Lui, S. S. Y., & Chan, R. C. K. (2022a). Decreased interoceptive accuracy in children with autism spectrum disorder and with comorbid attention deficit/hyperactivity disorder. *Autism Research, 15* (4), 729–739.

Yang, H. X., Zhou, H. Y., Zheng, H., Wang, Y., Wang, Y. Y., Lui, S. S. Y., & Chan, R. C. K. (2022b). Individuals with autistic traits exhibit heightened alexithymia but intact interoceptive–exteroceptive sensory integration. *Journal of Autism and Developmental Disorders*, *52* (7), 3142–3152.

Yeung, M. K. (2022). A systematic review and meta–analysis of facial emotion recognition in autism spectrum disorder: The specificity of deficits and the role of task characteristics. *Neuroscience and Biobehavioral Reviews, 133*, 104518.

Yu, L., & Wang, S. (2021). Aberrant auditory system and its developmental implications for autism. *Science China Life Sciences, 64* (6), 861–878.

Zazzi, H., & Faragher, R. (2018). 'Visual clutter' in the classroom: Voices of students with autism spectrum disorder. *International Journal of Developmental Disabilities, 64* (3), 212–224.

Zelano, C. & Sobel, N. (2005). Humans as an animal model for systems–level organization of olfaction. *Neuron, 48*, 431–454.

Zhang, J., Meng, Y., He, J., Xiang, Y., Wu, C., Wang, S., & Yuan, Z. (2019). McGurk effect by individuals with autism spectrum disorder and typically developing controls: A systematic review and meta–analysis. *Journal of Autism and Developmental Disorders, 49* (1), 34–43.

Zhang, M., Xu, S., Chen, Y., Lin, Y., Ding, H., & Zhang, Y. (2022). Recognition of affective prosody in autism spectrum conditions: A systematic review and meta–analysis. *Autism, 26* (4), 798–813.

Zhou, H. Y., Cheung, E. F. C., & Chan, R. C. K. (2020). Audiovisual temporal integration: Cognitive processing, neural mechanisms, developmental trajectory and potential interventions. *Neuropsychologia, 140*, 107396.

Zucker, N. L., LaVia, M. C., Craske, M. G., Foukal, M., Harris, A. A., Datta, N.,

Savereide, E., & Maslow, G. R. (2019). Feeling and body investigators (FBI): ARFID division—An acceptance-based interoceptive exposure treatment for children with ARFID. *International Journal of Eating Disorders, 52* (4), 466–472.

后记

在得知我的第一本专著即将出版时，我内心非常激动，又有点忐忑，像是一个笨拙的孩子战战兢兢地交上自己那份不完美的答卷。写书的机缘好像是在 2023 年春天突然出现的，想法其实很简单，就是把自己对自闭症感官世界的知识和经验分享给更多人，希望自闭症人士、家长、康复师和临床工作者可以把它们运用到日常生活中。

自闭症的异常感知觉功能这个主题其实并不轻松，研究领域也夹杂着很多晦涩难懂甚至矛盾、不一致的科学结果。如何用通俗易懂、生动有趣的语言将它娓娓道来，又不失其科学性和严谨性，是我仍然需要继续修炼的课题。

我要特别感谢上海教育出版社的金亚静编辑，没有她的支持、鼓励和督促，本书不可能这么顺利地完成。感谢我的工作单位华东师范大学心理与认知科学学院对本书的大力支持。感谢荷兰阿姆斯特丹大学的黄子凡同学以及我的学生车雨蒙给书中语句的表达提出的宝贵建议。感谢我的挚友杨晗雪为第七章提供的富有启发性的研究素材。感谢一路上与我一起进行研究的老师、朋友和小伙伴们。有了他们的陪伴，科研的道路充实而快乐！我还要感谢我的家人，你们无条件的爱让我倍感温暖，也是你们热情、真诚的反馈让我的写作过程充满了成就感。

对自闭症感知觉的研究是没有止境的，这本书只是一个阶段性小结。我会永远走在探索发展障碍儿童心灵的路上！

2023 年 12 月于上海

"心"成长 统合训练
获取统合训练精髓之刻,提升统合感知力!

"心"测试 感官小调查
测定心理表象清晰度,评估自身优势。

"心"科普 了解自闭症
自闭症患者眼中的世界,是什么样子?

"心"视角 感知觉超载
想知道感官超负荷,是如何发生的吗?

"码"上探索

藏在里里的秘密

揭秘自闭症孩子的感知觉世界

图书在版编目（CIP）数据

小同大异：自闭症人士的感官世界 / 周晗昱著；
郝宁主编. — 上海：上海教育出版社，2024.9.
（俊秀青年书系）. — ISBN 978-7-5720-3061-1

Ⅰ. R749.99

中国国家版本馆CIP数据核字第2024TL3678号

责任编辑　金亚静　林　婷
整体设计　闻人印画

俊秀青年书系
小同大异：自闭症人士的感官世界
周晗昱　著
郝　宁　主编

出版发行　上海教育出版社有限公司
官　　网　www.seph.com.cn
地　　址　上海市闵行区号景路159弄C座
邮　　编　201101
印　　刷　上海昌鑫龙印务有限公司
开　　本　890×1240　1/32　印张 6.625
字　　数　155 千字
版　　次　2024年9月第1版
印　　次　2024年9月第1次印刷
书　　号　ISBN 978-7-5720-3061-1/B·0075
定　　价　59.00 元

如发现质量问题，读者可向本社调换　电话：021-64373213